大阪大学新世紀セミナー

環境と化学物質

化学物質とうまく付き合うには

西原　力

大阪大学出版会

はじめに

化学物質による環境問題は、二十一世紀に人類が解決すべき最大の課題です。最近は、ダイオキシンをはじめとして、化学物質が関係する問題が注目されています。そこで、ヒトと地球のウェルネス(1)のために、私たちはどのように化学物質と付き合えばよいか、またそのためには何をすべきかについて、この本では考えてみることにします。

化学物質はヒトや地球にとって「どく」でしょうか。たとえば、医薬品や農薬といった化学物質は、副作用や毒性という点からは「どく」ですが、「くすり」の面ももちあわせています。つまり、医薬品は病気を治し、農薬は食糧の増産を通じて人類の生命維持に貢献しているからです。だから、私たちは化学物質を使わずに健康的に生活することは現在では不可能といえます。では化学物質を安全に使い、安心できる生活をするためにはどのようにすればよいのでしょうか。そのための方法が「リスクアセスメント」と呼ばれるものです。すなわち、リスク(2)を予測して評価することであり、それによってリスクをできるだけ低くする方策を考えることです。そこで、リスクアセスメントについて解説し、そのためには私たちの知識と意識が重要であることについても述べたい

(1) wellnessとはillnessに対する言葉で、積極的に健康あるいは健全性を維持するという意味を含み、単なる健康(Health)とは少し違うと筆者は解釈している。

(2) ヒトと環境に有害な影響が起こる確率。

と思います。
化学の話はとっつきにくい、と聞きます。特殊な専門用語や物質名が頻繁に出てくるからでしょう。それを避けるため、本文は話の筋に重点を置き、登場する専門用語などについては脚注で説明するとともに、重要なものについては章末に用語解説（glossary）としてまとめました。

二〇〇一年初夏
著者しるす

増刷に際して

二〇〇〇年に初刷本を始めて単著で出版し、多くの方々から励ましの言葉とともに注意やコメントも沢山いただきました。少なくとも二〇〇〇年以降、化学物質の安全管理に関する法規制、化管法の施行と化審法の改正について改稿しました。また用語解説に「微生物のリスクアセスメント」として追記しました。初刷と同様、本書が皆様の化学物質との付き合い方の参考になれば幸甚です。

二〇〇四年秋
著者しるす

目次

第一章　環境とは

環境という言葉をここでは地球環境に限定する。化学物質との関連において、環境は水圏・土壌圏・大気圏とそこに生息している生物、すなわち生物圏から構成されている。生物圏には植物と動物と微生物[(1)]が存在し、それぞれ図1に示したように、エネルギーの流れから生産者・消費者・分解者に分けられる。生産者は葉緑体をもった植物と一部の微生物で、太陽からの光エネルギーを使って炭酸ガスやアンモニアなどの無機物質からでんぷんやアミノ酸などの有機物質をつくる。すなわち、無機物質から有機物質の合成というかたちで光エネルギーを化学エネルギーに変換するといえる。消費者はその有機物質を食べて、体内で燃やすことによりエネルギーを得て、運動や体温を維持するとともに自分の体成分につくり変えて成長し、生命を維持し、種族を維持している[(2)]。最後の分解者は微生物で、植物や動物の排泄物や死体を分解して最終的には炭酸ガスと水などの無機物質に変える。つまり、生物圏では太陽エネルギーを使って

（1）微生物は分類学上は植物であるが、ここでは別の生物とする。

（2）有機物を燃やすというのは酸素と反応させてその化学エネルギーを取り出すことである。すなわち、有機物質とは炭素を含む化合物であるから、炭素は燃えて炭酸ガス（二酸化炭素）となり、水素から生じた水とともに体外に放出される。得られたエネルギーは運動や体温維持のために使われたり、自分の体成分をつくる、すなわち、成長・増殖に使われる。

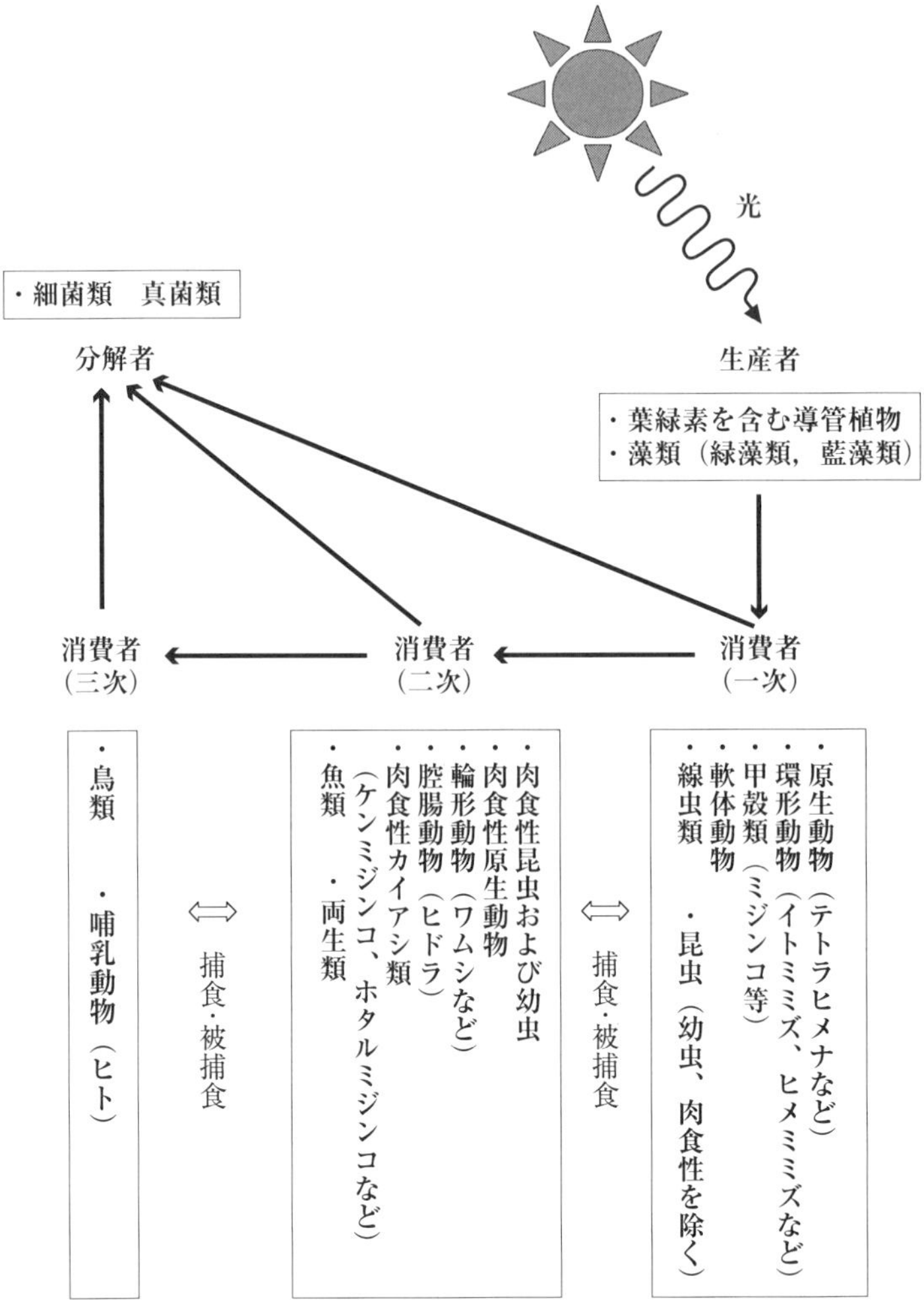

図1　生物圏におけるエネルギーの流れ
太陽エネルギーは地球上の生物圏において生産者・消費者・分解者の経路で循環しているといえる．

無機物質→有機物質→無機物質と変化しているといえる。

物質が循環しているということは、エネルギーも生物圏の中を循環していることを意味する。極論すれば日照量によって生産する物質量が決まり、それによってそこに生息する生物の数が左右され、温度やpHといった物理的な条件によってその種類も決まる。すなわち、生物圏の構成割合(3)はお互いに依存しあっており、物理的・化学的条件が変わらない限り一定のバランスを保っている。だから、化学物質による汚染があったときには生物圏の物質循環、つまりエネルギーの流れが乱れることになる。しかし通常、この乱れは一時的で、その化学物質が分解され、エネルギーの流れの中に組み込まれてしまうと、ほぼ元のバランスに戻る。これが環境のもっている自己修復機能、つまり自浄作用である(4)。したがって、地球環境は化学的にもエネルギー的にも閉鎖系である。

(3) この割合を生物のフローラという。微生物の場合はミクロフローラという。

(4) 体内環境では、この自己修復機能は自然治癒作用といわれている。

第二章　化学物質とは

私たちの体も何百万種類かの化学物質からできている。そして、体内ではこれらの物質は、結合や分解といった化学反応をするだけではなく、立体構造も変化している。これらの変化は分子どうしが衝突することによってはじまり、濃度が高いほど衝突の頻度は高くなる。[1] つまり、反応の起こる確率は化学物質の濃度が高いほど高くなる。反応が起こるということは、生体に何らかの影響を与えるということである。

私たちの身の回りには、膨大な種類の化学物質が存在している。ここで、化学物質を天然物質から単離・精製あるいは構造が決定された物質と定義するならば、人類が一〇〇年ほどの間に創り出し、見つけた化学物質の数は二千万種類を超えており、[2] それらは毎年数十万ずつ増加している。当然、これらの物質は何らかの価値、ベネフィット（有益性、利便性）があり、合成・分析された物質である。これらのうち、現在、世界中で一〇〇〇トン以上つくられている

（1）正確には濃度とともに温度にも依存する。また環境内や体内で起こっている反応は生物反応が主であるので、両者にも限界がある。至適濃度や至適温度と呼ばれる範囲がある。温度の場合は低温の方が起こりやすい反応もあり、また反応の種類も変化することがあるので、ここでは濃度のみを記述する。

（2）Chemical Absractsと呼ばれている化学物質に関する研究情報を集めたデータベースに登録されている物質の数は、無機物質と有機物質を併せて、二〇〇四年一〇月一四日現在二四三七万八四七〇種である。

化学物質は二五〇〇種類以上、[3]一トン以上のものでも一〇万種類以上といわれている。つまり、私たちはこれらの化学物質の恩恵を受けて生活しているわけである。たとえば、一冊の本を見ても、繊維質（セルロース）、インク（染料）、漂白剤（白色色素、蛍光色素）、コーティング剤（ビニール）、撥水剤、柔軟剤、のりなど、数十種類以上が挙げられる。そのおかげで私たちは丈夫できれいな本を手にでき、情報を享受しているわけである。

また、医薬品という化学物質がなければ病気から逃れられないし、農薬や食品添加物がなければ飢餓から逃れられない。つまり、化学物質は無くてはならないものであり、人類が向上を求めるならば、今後もその数は増え続けるはずである。化学物質なしでは地球上に六〇億人以上の人間は生きていけないのである。

（3）これらは高生産量物質（High Products Volume, HPV）と呼ばれ、現在リスクアセスメントの最優先対象物質としてそのデータの取得が世界各国で分担して実施されている。

第三章　化学物質のライフサイクル

化学物質がこの世に出るまでには、まず開発研究がある。どのような目的でその化学物質を使用するかによって、たとえば風邪薬をつくろうとする場合いくつかの性質をもった物質が考えられる。風邪の原因となるウイルスを殺したり、増殖を止めたりする作用や、ウイルスに対するヒトの生体防御機構を強化したり、活性化する作用、あるいは熱を下げ、咳を止めるような作用をもった物質などである。そこで、そのような生理活性をもつ可能性のある候補物質を探すことになる。まず、そのような作用、あるいは近い作用があるとされている物質や生薬の成分が候補となり、その化学構造などを参考にして、構造活性相関研究(1)の成果を活用して設計されるのが普通ある。そのような多くの種類の候補となる新規化合物が少量ずつ試験管内で合成される。多数の物質について、いちいち動物試験を実施することは、時間的にも費用的にもできないので、生理作用の有無を短時間に簡単にみる方法が用いられる。これを「スクリーニン

(1) 化学物質の構造や物理化学的性状（沸点、水溶性など）とその作用（毒性、薬効、生物濃縮性など）の関係を調べ、構造から後者の性質を予測する研究領域。用語解説「構造活性相関」を参照。

グ試験」といい、風邪のウイルスやヒトの生理機能についての研究成果にもとづいて考案される。そして、これらの候補物質がスクリーニング試験にかけられ、より有望な物質が選抜される。そのあと、作用を確認するため何種類かの動物試験や体内運命[2]を含めた作用機構に関する研究が行われるが、同時に毒性試験も実施される。いくら作用が強くて有望でも、細菌や培養細胞などを使ったスクリーニング試験[3]や動物試験で発がん性が疑われると、開発を断念しなければならない。医薬品の場合は、さらにヒトへの適用についての臨床試験が要求される。これらを見事クリアした物質が医薬品として認可され、生産され、この世に出てくることになる。

医薬品では治験薬[4]による臨床試験が認可の条件になっており、認可されて市販したあとでも副作用などの情報収集が義務づけられている。これらの過程は薬事法という法律によって規制されている。農薬もほぼ同様であるが、臨床試験の代わりに、環境生態系に対する影響や環境運命に関する試験などが課せられている。医薬品や農薬ほど厳しくはないが、一般化学物質も毒性試験が課せられている。さらに、最近では、製造時における不純物や流通・保存時や廃棄時に生じる物質、すなわち非意図的生成物[5]の毒性や、リサイクルを考慮して開発する運動が化学企業で行われている。すなわち、ライフサイクル・アセスメント[6]である。

(2) 少し範囲を大きくとり、体内動態という場合もある。

(3) 用語解説「エームス試験」と「染色体異常試験」を参照。

(4) 臨床試験のために作ったり、輸入したりする医薬品。

(5) 代表的な例がダイオキシンである。用語解説「非意図的生成物」を参照。

(6) LCA（Life Cycle Assessment）化学物質の一生涯、つまり研究開発、製造・生産、加工、流通、販売・保管、使用、廃棄・リサイクルの全過程においてリスクアセスメントを実施することをいう。

一　体内運命

化学物質の暴露経路[7]としては、医薬品では静脈や腹腔や皮下注射といった経路もあるが、一般化学物質では食品添加物や農薬などとともに、大部分が口（経口）と鼻（経肺・吸入）から体内に入る。そのほか、皮膚（経皮）からも体内に入る。つまり、暴露経路は複数あるが、暴露量は食品を含めた環境試料の濃度から推算できる。たとえば、経口での暴露量は、

（食品中の濃度×摂取量）＋（飲料水中濃度×飲水量）で計算される。

体内に入った物質は吸収—分布—代謝—排泄される。[8] 吸収は胃や腸などの消化管、肺の肺胞、皮膚から血液中への移動ともいえ、その速度は物質の種類と暴露経路によって違う。一般的には経肺＞経口＞経皮の順に遅くなる。生体膜の主要成分が脂質であることから、一般に吸収性は脂溶性物質が高く、水溶性物質では生体成分やそれらと類似する物質以外は低くなる。アミノ酸やブドウ糖などの生体成分は水溶性であるが、生存に必要であり、そのものあるいはその原料となる物質には特別の取り込み機構が存在するので、それと類似した成分もまたその機構で取り込まれると考えられるからである。

血中に入った化学物質は全身を巡ることになるが、脂溶性の物質は脂肪成分

（7）暴露とは口、鼻、皮膚などから体内に取り込まれることをいう。

（8）それぞれの英語の頭文字をとってＡＤＭＥ（Absorption, Distribution, Metabolism, Excretion）と呼ばれており、医薬品の認可にはこれらのデータが要求される。

によく溶けるので、皮下や肝臓などの脂肪組織に分布・蓄積することになる。だから、脂溶性の高いダイオキシン類の濃度は脂肪分について測定され、その濃度は脂肪分あたりの値として表される。そして、適宜、血中に溶け出し、肝臓で代謝・分解を受け、水溶性物質となり、腎臓から排泄される。[9] これらの体内運命は「くすり」作用と密接に関係する。つまり、基本的には血液中の濃度とその持続時間が生体に対する影響と相関するからである。だから、ＰＣＢのように毒性が低くても、[10] 脂肪組織に蓄積され、代謝も排泄もされにくい化学物質の場合はリスクが高くなり、逆に消化管からの吸収が悪い物質や短時間に代謝・排泄されるような物質は急性毒性が高くない限りリスクは低くなる。医薬品の場合、吸収がよく、血中濃度が長時間持続するような物質は用量が少なくてすみ、よく効く薬ということになる。たとえば、ビタミンB_1は水溶性であり、吸収もそれほど良いとはいえず、吸収されたとしても数時間以内に大半が排泄されてしまう。そこで、ある程度の脂溶性をもたせた誘導体が化学的に合成されている。その結果、この誘導体は吸収性もよく、体内で徐々に代謝されてビタミンB_1を生じるので、長時間、血中濃度が維持できるということで、とくにわが国ではビタミン剤として各種の誘導体が使われている。これは吸収性と脂溶性の関係についての研究成果の一例である。

（9）解毒代謝：Detoxication 多くの化学物質は肝臓で代謝されて、解毒される。主な反応はチトクロームによる酸化・水酸化反応とグルタチオンやグルクロン酸などとの結合（抱合）などである。これらの反応の結果、化学物質は水溶性が上昇し、一部の例外物質を除き、毒性の低い水溶性物質となり、体内から速やかに排泄される。

（10）ＰＣＢの中にはコプラナーＰＣＢのように毒性の強いものもあるが、一般には弱い。「ＰＣＢ」については用語解説「ポリ塩化ビフェニール」を参照。

二　環境中運命(11)

すべての化学物質は、製造・保管・流通時に微量ながら環境中に放出され、医薬品や食品添加物を除いたほとんどの化学物質は、その「くすり」作用の役目を果たしたのちに環境中に放出、つまり廃棄される。もちろん、農薬などのように環境中に直接的に意図的に放出されるものもある。一方で医薬品や食品添加物は体内を通過して放出される。そして、その使用方法や廃棄方法とともに、水に溶けやすいか、常温で気体か固体かといった物理化学的性状に応じて、水圏・地圏・大気圏に分布する（図2）。

たとえば、畑に撒かれた肥料は土壌圏に、家庭からの下水に含まれている化学物質は下水処理場を経て水圏に、ガソリンは自動車の排ガスとして大気圏にということになる。そして、これらの環境三圏に分布した物質はさらにそこから微粒子に吸着して大気圏や水圏から土壌圏に移行したり、巻き上げられてその逆方向に移行したりする。そして、通常、それぞれの場所で環境濃度は変換（代謝・分解）により徐々に低下する。この変換は光や熱によっても起こるが、おもには微生物によるもの（生分解）である。

一方、環境中の濃度を上げるプロセスとして重要なのは蓄積・濃縮である。とくに魚類への蓄積は、食物連鎖(12)によってヒトにまで移行するので、重要であ

(11) 少し範囲を大きくとり、環境動態という場合もある。

(12) 食性、つまり捕食者―被捕食者の関係をいう。

(13) 炭素と水素と酸素からなる有機物質の場合である。その他の元素、たとえば窒素を含む物質の場合はアンモニア、窒素酸化物、あるいは窒素ガスになる。

る。つまり、環境運命として重要なのは、環境濃度を低下させる分解過程と、上昇させる濃縮過程である。これらはおもに環境各圏に生息する生物によって行われるので、生物圏での動態ともいえ、それぞれ「生分解」と「生物濃縮」といわれる。以下に、生分解と生物濃縮について詳しく説明する。

生分解

大気圏・水圏・土壌圏の環境三圏に分布した有機物質は、そこで生物的あるいは非生物的変換を受け、最終的には炭酸ガスと水にまで無機化される[13]。これらの化学変化は、一般的には分解の方向への変換であり、母物質に比べて低い反応性、すなわち毒性の低い物質への変換である。もちろん、反対の方向への反応もある。たとえば、燃焼によるダイオキシン類の生成、水銀のメチル化、シアノ配糖体からのシアンの遊離などの有毒となる方向への変換などである。物質によっては、光分解、酸化、加水分解反応などの、生物が関与

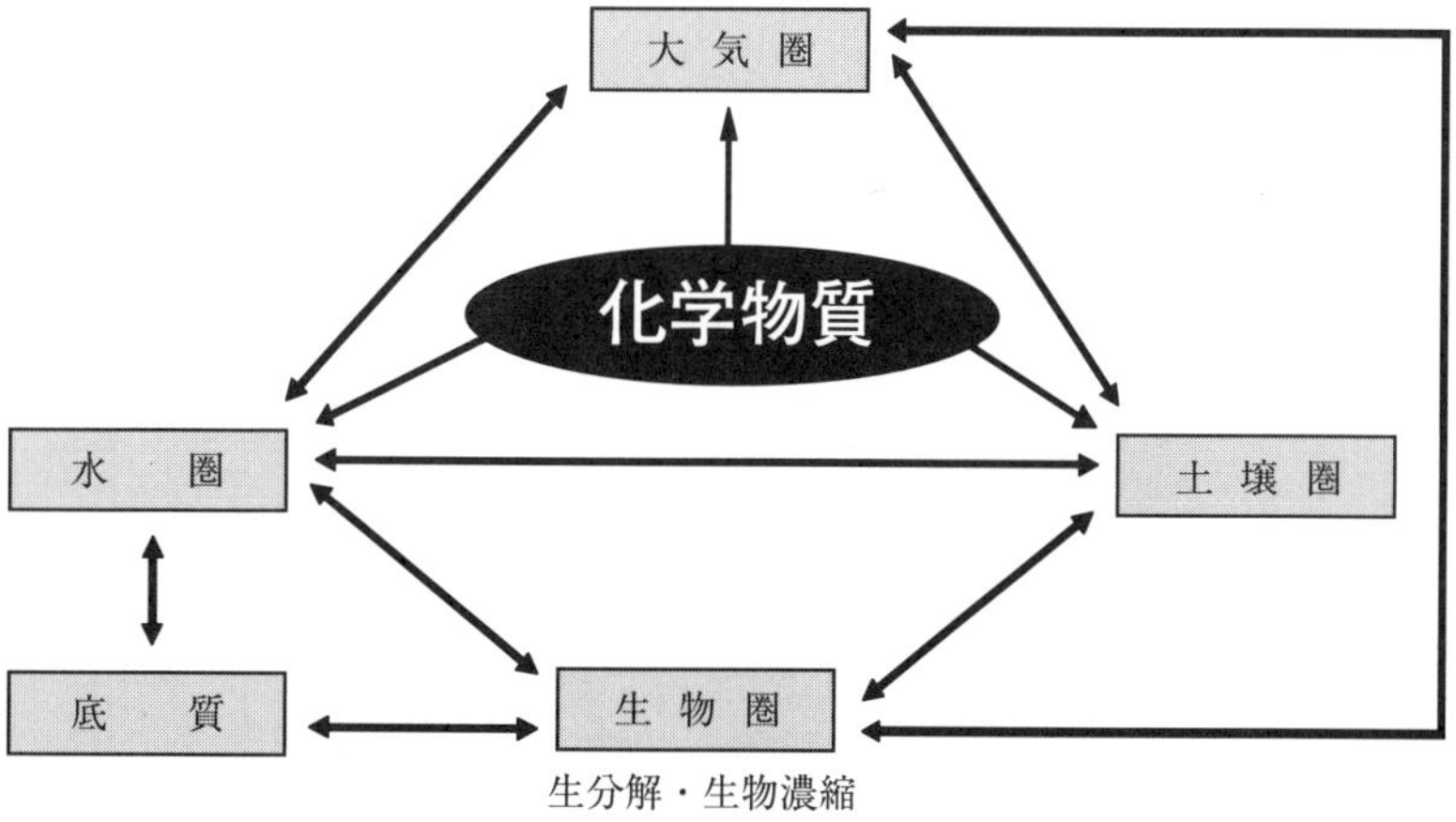

図2　化学物質の環境運命
環境中に放出された化学物質は物理化学的性状，用途，廃棄法により，水圏・土壌圏・大気圏に分布し，そこで主として生物圏に移行し，代謝・分解を受け，最終的には無機化される．

しない反応もあるが、大部分は生物反応である。
ヒトや動物体内での変換反応もあるが、最大の担い手は微生物である。微生物は生物ピラミッド[14]（図３）の最下層に位置する分解者で、量的にも質的にも最大多数を占め、その分解能力は多種多様である。活性汚泥[15]を用いた下水処理はその能力を人為的に活用したもので、近い将来には遺伝子操作によって特定の分解活性をもたせた新種微生物も用いられるかもしれない。環境中でのこれらの反応には、塩素などのハロゲンを除去したり、還元したり、有機物質を発酵してアルコールを生じる反応など、酸素が関与しない嫌気的・還元的反応も含まれるが、大部分は好気的・酸化的なもので、酸化反応と加水分解反応が主である。

生分解に影響を及ぼす最大の因子は、どのような種類の微生物がどれくらいの数生息しているのか、すなわちミクロフローラ（微生物相）の内容である。ここでいう種類とは分類学上での種類ではなく、化学物質の分解性や資化性[16]、毒性物質に対する感受性や耐性な

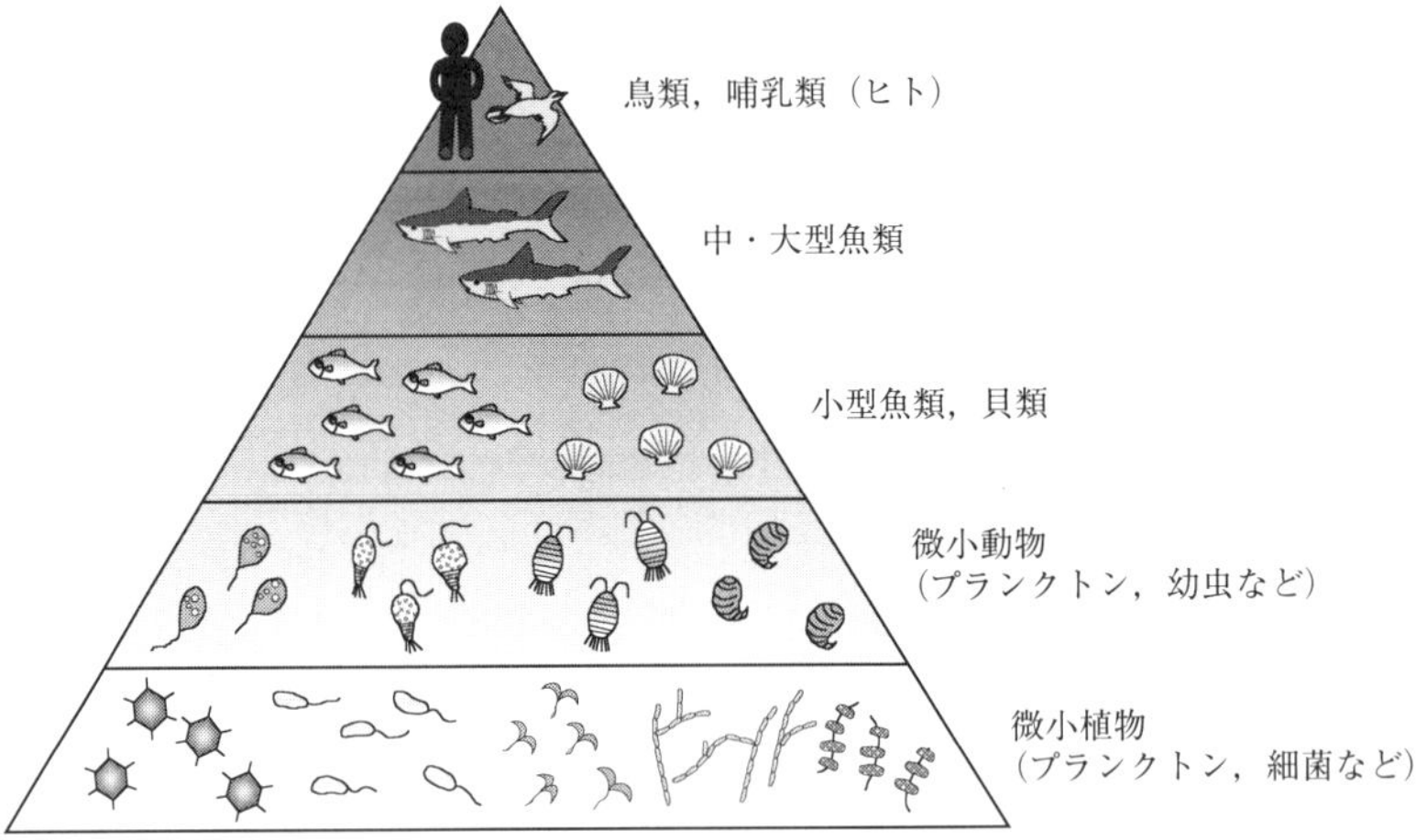

図３　海洋における生物ピラミッド
地球上の生物を食性の関係から図示してみると，その生物量（個体重量×個体数）は上位に行くほど小さくなるので，ピラミッド構造となる．

どを基準とした分類の方がより適切と思われる。このようなミクロフローラは、地球上に最初の生命体として微生物が誕生したとき以来、その生息環境に対応して変遷してきたと考えられる。その時間の流れからいうと、人間が新たな有機化合物を創り出したとしても一〇〇年ほど前のことであり、化学物質の汚染により変化したとしても一時的で、自然環境下のミクロフローラは一定だといってもよいと思われる。

なぜならば、微生物は多様な機能をもった集団で、世代時間(17)が短く、変異を起こしやすいことなどから、化学物質による汚染やpHや温度の変化などの生息条件が変われば、それにもっとも迅速に対応してミクロフローラが一時的に変化することになる。逆に、それらが止まれば元のフローラにいち早く戻ることができるからである。つまり、どのような化学物質に対しても分解する微生物が存在し得るのである。ただし、分解反応は一種類の微生物による場合だけではなく、数種類の微生物が協同して行う現象も明らかにされている(18)。

分解速度は遅いが、ＰＣＢやダイオキシンの分解菌も発見されている。もちろん、天然に太古から存在した化学物質に対しては分解菌の数も種類も多く、分解速度も高いのは当然だろう。これは、ＰＣＢやＤＤＴが二〇年以上も前に製造も使用も禁止になっているのに、いまだに環境中から検出されるのに対して、重油汚染のあった海域は、数年で完全に回復したということでもわかる。

(14) 食性のつながりからみた生物圏の構成がピラミッド型になるので、こう呼ばれる。

(15) 家庭からの排水や工場排水を処理するために、下水処理場で使われている分解微生物の集団。

(16) 化学物質を分解して、そのときに生じるエネルギーを使って増殖できる性質。

(17) 微生物の場合、通常二分裂によって増殖するので、倍加時間ともいう。たとえば、大腸菌では栄養条件が良いと二〇分である。すなわち、一個体は一時間で八個体に、九時間で日本の人口を超える数となる。

(18) コメタボリズムといわれている。

つまり、重油は海底油田があることでもわかるように、太古から微生物と接触していたので、重油分解菌はどこの海域でも海水一ミリリットル中に数千個程度で検出されると報告されている。したがって、ミクロフローラが正常であれば、どのような化学物質による汚染も、時間的に長短はあるが、回復するといえる。この作用を自浄作用といい、環境をグリーンに保てば、自浄作用を十分に発揮できることを意味する。

分解速度は分解菌の数と一細胞あたりの分解活性に依存する。これらは汚染が起こると一時的に上昇する。この現象は、順化や分解酵素の誘導によるものと説明されている。分解反応は、微生物の酵素が触媒する反応であり、温度やpHなどに最適な範囲がある。極度に富栄養化した水中や土壌深部では酸素のない嫌気条件となるが、一般環境は好気的であり、そこに生育する微生物も好気性のものが主で、分解反応もおもに酸素が関与する酸化的反応であるので、酸素濃度も重要である。人為的にこのような分解微生物を使って環境修復することをバイオレメディエーションといい、局地的な汚染土壌の回復への応用研究が進み、一部は実用化している。これにＤＮＡ組換え微生物の適用も期待されるが、現在のところその環境への適用には問題もあることから、土着の微生物や環境単離菌とその育種を助けるような栄養成分を使ったものが多い。

化学物質の規制法などにおいて、生分解性の測定が最初に要求されるが、その測定方法の多くは、微生物源として活性汚泥を用い、酸素消費量を測定する方法である。また、経験的には生分解性ポリマーといわれる物質以外は分子量五〇〇以上のものは難分解性であり、分子中に水酸基や二重結合などがあると生分解されやすくなる。逆に三級・四級炭素、ニトロ基、スルフォン酸基、三重結合などがあると分解されにくくなることが知られており、コンピュータを用いて、化学構造からその生分解性を予測することも研究されている。しかし、前述のような数多くの影響因子のためか、生分解性の予測モデルにはいまだ完成されたものはない(19)。

(19) 化学物質評価研究機構のホームページ（http://www.cerij.or.jp/）には、経験則に基づいた分解性予測システムが公開されている。

生物濃縮

化学物質の環境各圏への移行速度が分解速度を上回った場合に、環境濃度が上昇する。だから、物質自体が難分解性であったり、分解が妨害される状態の場合には、濃度の上昇、つまり濃縮が起こりやすい。環境中での濃縮には、微粒子への吸着などによる非生物的な濃縮と、生物体への濃縮がある。水圏における懸濁粒子や大気圏における浮遊粒子への吸着は、沈降すると土壌圏の濃度を上昇させるが、逆に水圏や大気圏の濃度を低下させることをも意味する。もちろん、そのような粒子を摂取する生物中の濃度は上昇するが、通常、分子状の化合物に比べて吸収・利用されにくく、毒性を発揮しにくいと考えられ、リスクの観点からはそれほど重要ではないともいえる。活性炭と呼ばれる炭素の微粉末はよく有機物を吸着するので、この性質を利用して、大気中の悪臭物質の除去や排ガスの処理、さらには水道水中の塩素除去などに使用されている。また、毛髪が水銀を、あるいはある種の藻類が重金属を特異的に吸着するので、それらを用いて汚染の除去を行おうとする試みもある[20]。

生物濃縮の経路としては、摂食や呼吸により取り込まれる直接濃縮と食物連鎖を介する間接濃縮がある。陸上動物の場合は水や空気や土壌から直接取り込む量は少なく、大部分は食物、つまり被捕食者といわれる生物から取り込むことから、後者の経路が主であるが、水生生物の場合は両経路が同時に作動するために、高い濃縮が観察されることが多いと考えられる。いずれの経路にしても、生物体の濃度はその化学物質の取り込み速度と分解・排泄速度によって決定され、それらが釣り合った状態の平衡レベルがその生体の最終濃度となる（図4）。

濃縮の程度は生物体中の濃度（*C*）を媒体中の濃度

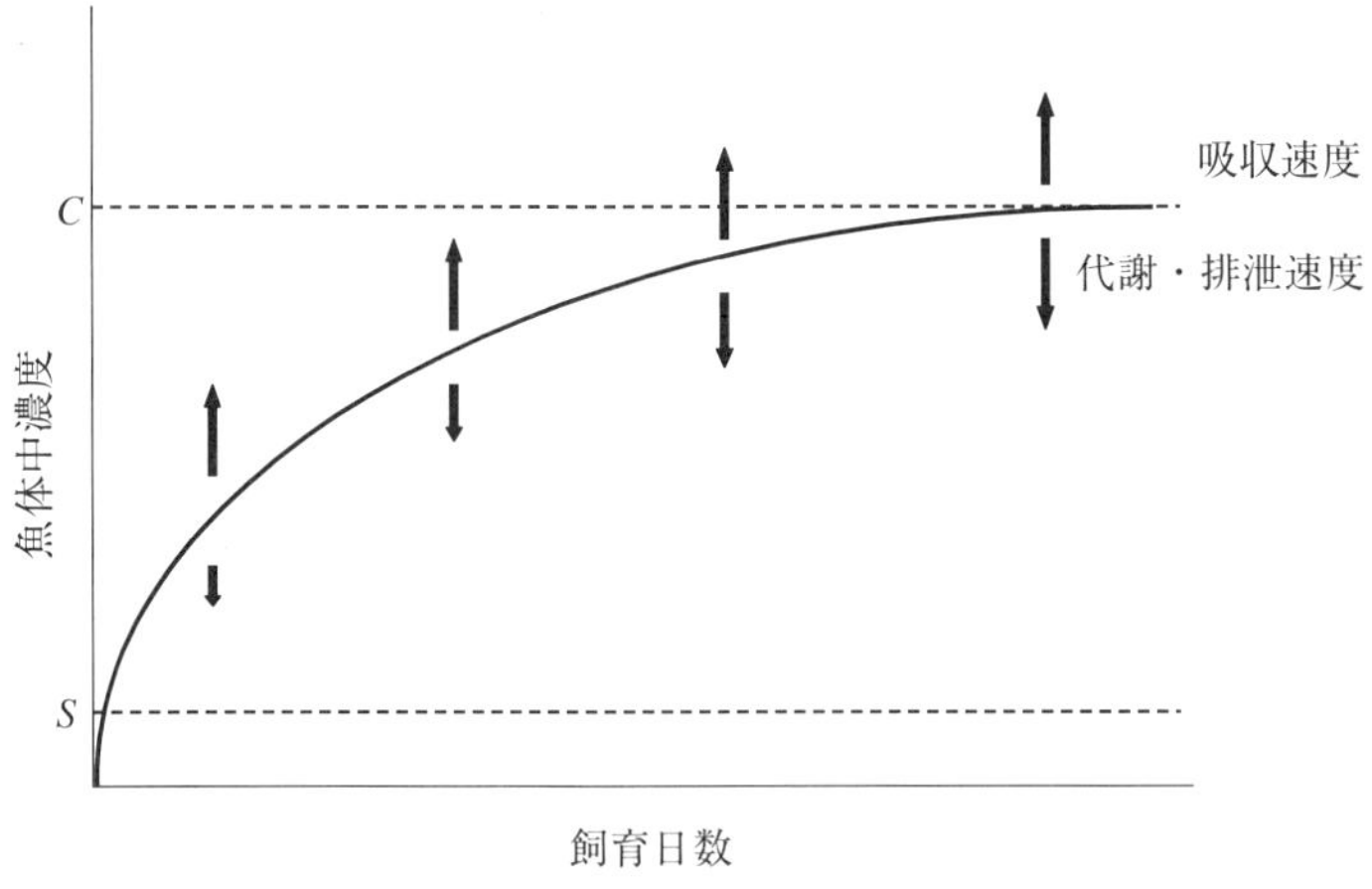

図4　生物体への濃縮過程
たとえば，魚を一定濃度（C）の化学物質の入った水中で飼育すると，魚体中の濃度（*S*）は時間と共に上昇し，吸収速度と代謝・排泄速度がつりあった時点で平衡状態となる．生物濃縮係数（BCF）＝平衡状態時の魚体中濃度（*C*）/飼育水中濃度（*S*）

（S）で除した値（C/S）、すなわち生物濃縮係数（ＢＣＦ）[21]で表される。化学物質の安全性評価における生物濃縮の重要性は、水俣湾で起こったメチル水銀の魚への濃縮の例からも明らかで、日本の化学物質規制法の「化学物質の審査および製造等の規制に関する法律（化審法）」ではＢＣＦ値が五〇〇〇以上の物質を高蓄積性物質と判定し、第一種特定化学物質[22]に指定されている十三物質はすべて高蓄積性である。すなわち、五〇〇〇倍以上直接濃縮される物質である。環境中に長期間残留するこのような物質は、とくにその管理が世界的に検討されている[23]。

先に述べたが、地球上の生物相は生産者・消費者・分解者からなり、消費者はさらに補食・被補食の関係から、海洋での例を挙げると、植物プランクトンや海藻類といった生産者を食べる動物プランクトンや甲殻類の幼虫などの微小動物が第一次の、小型魚類や貝類が第二次の、大型魚類が第

表1　海洋における水銀とＤＤＴの食物連鎖による生物濃縮

	濃度/ppm［ＢＣＦ最高値*］			
	水　銀		ＤＤＴ*	
海　鳥　類	―――	［－］	3.1 ～ 75.5	$[2 \times 10^6]$
大型魚類	0.3 ～ 2	$[2 \times 10^4]$	0.1 ～ 2.1	$[4 \times 10^4]$
小型魚類	0.01 ～ 0.3	$[3 \times 10^3]$	0.2 ～ 1.0	$[2 \times 10^4]$
動物プランクトン	0.02 ～ 0.005	$[5 \times 10^2]$	0.1 ～ 0.4	$[8 \times 10^3]$
植物プランクトン	0.01 ～ 0.02	$[2 \times 10^2]$	0.004	$[8 \times 10^2]$
海　　水	0.0001	［1.0］	0.00005	［1.0］

* BCF:生物濃縮係数
［Woodwell, G.M. et al., *Science*, **156**, 821 (1967)（ニューヨーク，ロングアイランド沿岸の分析値より）］

(20) 汚水中の有機物には硫黄が含まれており、悪臭や汚濁の原因となっている。しかし、それから生じた硫化物が川の中で水銀やカドミウムなど多くの金属を吸着して小塊を形成するので、汚水はこの意味では重金属汚染除去に有効であるかもしれないという報告が最近あった（*Nature*, **406**, 879-882 (2000)）。

(21) Bioconcentration Factor

(22) 難分解、高蓄積性で長期毒性があり、製造・輸入には大臣の許可が必要で、実質上使用できない物質。表8を参照。

(23) 国連の地球環境サミットを受け、ダイオキシン類やＤＤＴなどはＰＯＰＳ（Persistent Organic Pollutants）として、国際的な製造および使用の廃絶、制限に関する条約が最近作成された。

三次の、海鳥やヒトはさらに上位の消費者に分類される。このようなつながりを食物連鎖という[24]。捕食者は増殖や運動などにエネルギーを消費するので、必然的に生物量[25]は被補食者より少なくなる。このような食物連鎖から生物圏を表すと生物ピラミッドが描ける（図3参照）。つまり、栄養段階の下位の方が生物量は多く、一段階上がるごとにほぼ一〇分の一になるといわれている。生物体内で分解も排泄もされにくい物質は、上位の消費者になるにつれて約一〇倍ずつ濃縮されることを意味する。表1は、ある海洋でみられたDDTと水銀の例で、これによるとDDTは海鳥で最大一五〇万倍、水銀は大型魚類で最大二万倍に濃縮され

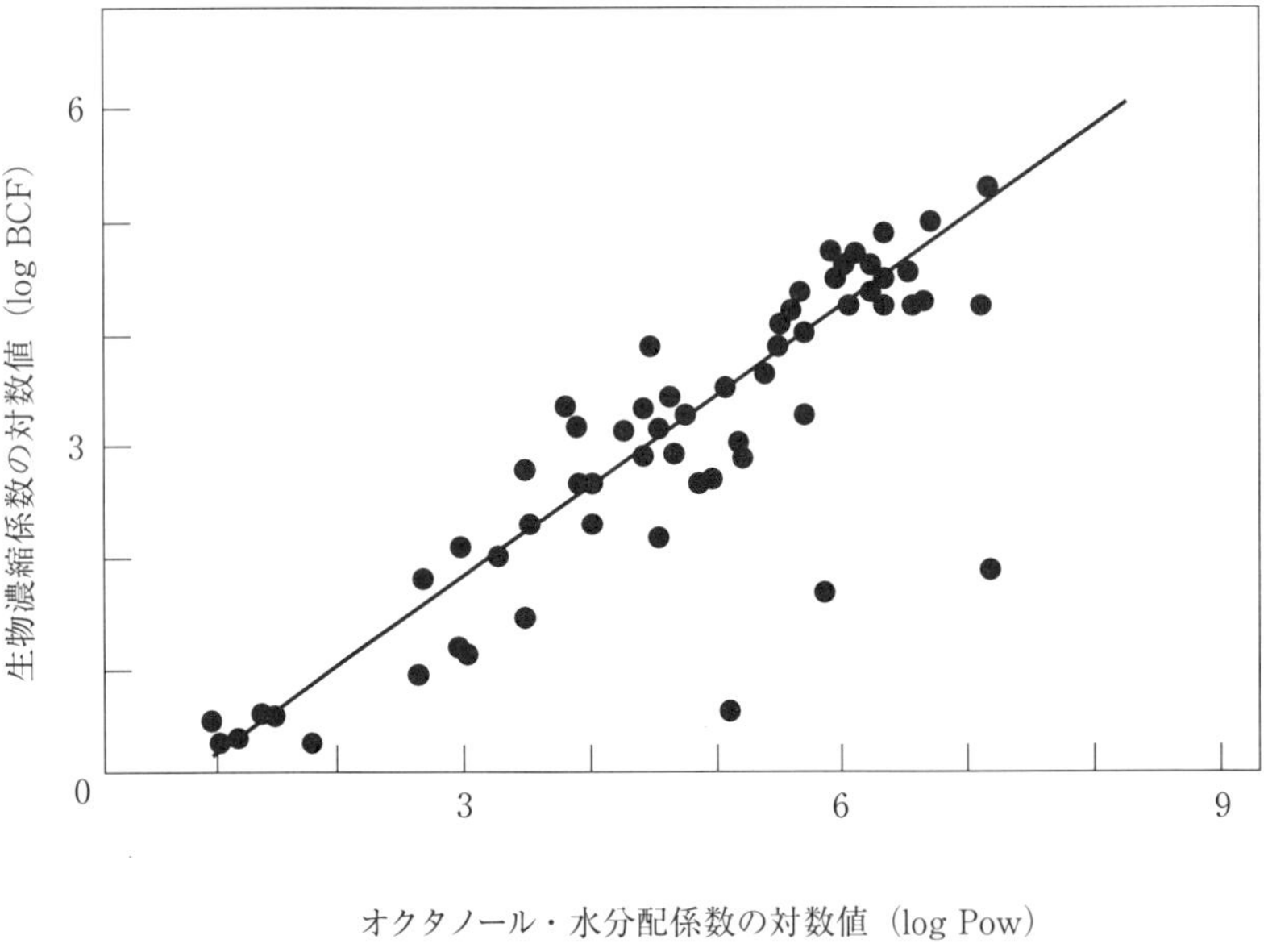

図5　生物濃縮係数とオクタノール・水分配係数の関係
化学物質の生物への蓄積性（生物濃縮係数；BCF）と油に溶けやすさ（オクタノール/水分配係数；Pow）の関係を調べてみるとそれらの対数は直線関係になる．したがって，Powがわかると BCFが推定できる．このように化学物質の物理化学的性状と活性の関係を研究することを構造活性相関という．
［出典：G.D.Veith, et al., J.Fish. Res. Board Can., 36, 1040（1979）］

ている。

間接濃縮は直接濃縮の繰り返しだともいえることから、直接濃縮は生物濃縮のもっとも基本的な過程といえ、各種規制法において魚類に対するＢＣＦを求めることが要求されている。ＢＣＦを求める方法としては、実験室的に求めるものと野外調査にもとづくものがあり、さらにそれらのデータをもとにして、構造から蓄積性（ＢＣＦ）を予測する構造活性相関[26]により計算する方法もある（図５参照）。

実験室的な方法は、一定濃度の物質を含む水中でコイなどを飼育したのち、魚体（臓器）中の濃度を測定し、その比を計算する。化学物質を加えていない飼育水に換えることにより、排泄速度を測定することも可能である[27]。

一方、野外調査では生物体とその生物が生息していた環境媒体中の濃度から計算されるが、この場合はもちろん間接濃縮を含むＢＣＦである。野外調査の場合、調査対象生物の寿命が長く、微量元素など本来その環境中に存在する物質について調べる場合には非常に有効である。しかし、人工化学物質については、よほど広領域・長期間の汚染物質でなければ、環境濃度も採取した試料中濃度も超微量で、測定値のばらつきが大きいことも予想され、あまり適用できない。新規物質は環境中に検出されることはあり得ないので問題外である。

生体膜の主要成分が脂質であることから、膜透過性すなわち吸収性は脂溶性

(24) Food chain：直列的ではないので、食物網（Food web）ともいわれる。

(25) バイオマス（Biomass）ともいわれ、［生物の個体の重さ］×［個体数］で表される。

(26) 用語解説「構造活性相関」を参照。

(27) 吸収速度と排泄速度がわかれば魚体中の最終濃度が計算できるので、ＢＣＦも求められる。

物質が高く、また脂溶性物質は体内では皮下脂肪などの脂肪組織に蓄積され、代謝・排泄速度も遅いことが知られている。つまり、生物濃縮性が高いことを意味する。そこで、化学物質の脂溶性（疎水性）に着目して、物理化学的性状や構造から予測しようとする試みが数多く報告されている。その中で、とくにオクタノール／水系での分配係数[28]の対数値（log Pow）は各種化学物質のＢＣＦの対数値（log BCF）とよく相関すると報告されている（図５）。この分配係数は簡単な試験でも求めることができ、構造からも推算できる。もちろん、その適用には膜透過性に関係する分子の嵩高さなどの制限があり、オクタノールが生物体の膜脂質の代用物質と仮定できることが前提であるが、濃縮性をこの値から予測できるので、新規物質の開発などにおいては有用である[29]。

(28) どちらの相によく溶けるかを表す値、つまりオクタノールと水の二相混合液で両者の濃度の割合を表す値。したがって、対数でその値が二・〇というのは一〇〇倍オクタノールに溶けやすいことを示す。

(29) この分配係数は体内運命研究においても重要な性質であり、腸管や皮膚からよく吸収されるような医薬品の開発にも有用である。

第四章「くすり」と「どく」

化学物質は、一般に「くすり」つまりヒトにとって有益な物質と、「どく」つまり有害な物質に分けられる。私たちはこれまで、その「くすり」作用に目を向けて新しい化学物質を創り出し、使用してきたわけだが、このような分類の仕方は厳密ではない。どのような物質でも量が多くなると「どく」作用を顕すからである。[1]

医薬品は少なくともヒトに有益な化学物質である。筆者の属する薬学部では、どのような化学物質が効くのかという問題について研究しているが、この立場から一言でいうならば、医薬品とは、私たちの体の成分（化学物質）と何らかの反応を示す性質をもった物質といえる。化学物質は濃度が高ければ高いほど分子どうしの衝突回数が増え、反応の起こる確率が高くなる。すなわち、摂取量が多いほど生体成分と反応する確率が高くなり、作用を表す可能性も高くなるわけである。だからどのような医薬品でも一日何錠というような適量と呼ばれる用量があり、たくさん飲めば飲むほどよく効くわけではなく、逆にそれだ

（1）通常は多量になると「どく」作用を表すが、ビタミンやコバルトなどの必須成分では少量でも欠乏症といわれる「どく」作用を示す。

け副作用がでやすいことは知ってのとおりである。体に入る量が増えれば、それだけ「どく」作用をひき起こす確率も高くなるということである。一般の化学物質の場合も同様である。医薬品ほど体の成分との反応性は高くないが、やはり量が増えれば「どく」作用を示す可能性が高くなる。つまり、化学物質が「くすり」か「どく」かは量によって決まるということである。

　抗がん剤についていえば、強い副作用があるにもかかわらず、「くすり」である。その薬を飲まなければ患者さんの命は一カ月、しかし飲めば頭髪が多少抜けても一年以上延命できる可能性がある。つまり、「くすり」作用が「どく」作用より大きいと判断できれば「くすり」といえる。殺虫剤や抗生物質はどうだろうか。これらも「どく」作用をもっているが、「くすり」作用が大きいから「くすり」となる。しかし、もし私たちが蚊や大腸菌Ｏ１５７であるとするとどうなるだろうか。これらは猛「どく」と分類し、決して「くすり」とはいわないだろう。つまり、「くすり」作用か「どく」作用かはヒトにとって有益か有害かによって決めているわけである。言い換えれば、ヒトという種族がそのエゴによって決めているのである。このことは、環境生態系への影響を考える場合には認識しておくことが重要である。だから、環境関係では「くすり」作用と「どく」作用を区別せずに、「影響」という言葉を使うことが多い。ここでは、わかりやすく、「くすり」作用、「どく」作用を使うことにする。

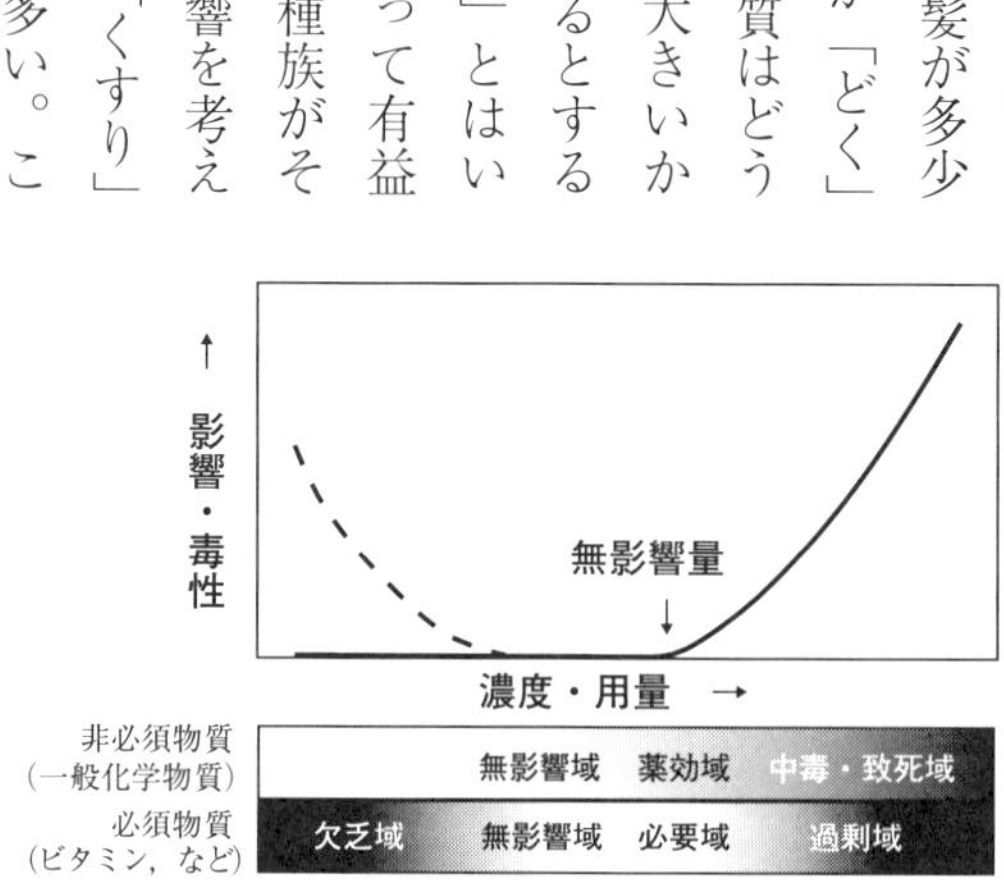

図６　「くすり」作用と「どく」作用

第五章　リスクとは

リスク評価とかリスク管理という言葉が最近よく使われているが、正確に使われているとは限らない。リスクとは、もちろん「クスリ」の反対ではない。本来、リスクとはある事象が「どく」作用をひき起こす確率である。だから、化学物質はすべてリスクをもっているといえる。つまり、量次第である。また、リスクが高いとか低いとはいえるが、リスクがゼロということはありえない。たとえば、サイコロを振って一の目が連続して六回出る確率はゼロではない。一回で六分の一、二回で三六分の一、三回で二一六分の一、六回で約四万六千分一の確率である。リスクではないが、宝くじを買う人は当たる確率を信じているはずである。毎年一万人以上が交通事故で亡くなっている日本では、約一億二千万人の人口から考えると、一年あたりのリスクはほぼ一万分の一といえる。平均寿命が七〇歳とすると、生涯リスクはその七〇倍となり、約一五〇分の一ということになる。つまりサイコロで三回連続して同じ目が出る確率よりも高いわけである。

ヒトの健康や環境に「どく」作用をひき起こすリスク因子は化学物質だけではない。地震や台風といった天災による振動や強風などの物理的因子もある。しかし、ここでは化学物質、とくに環境中に存在する化学物質をおもな対象として述べることにする。フグや毒きのこなどの有毒成分はもちろん、オゾン層破壊による紫外線の増加や地球温暖化なども、原因は化学物質である。

リスクは、通常、ヒトの健康に及ぼす「どく」作用つまり「健康リスク」と、環境生物に及ぼす「どく」作用つまり「環境リスク」に分けられる。そして、それらの「どく」作用は急性毒性、慢性毒性、特殊毒性に分けられている。[1] 爆発の危険性とか悪臭や着色によって居住環境や景観が損なわれるといったようなことも化学物質のリスクのひとつであるが、ここでは一応除外する。

一　健康リスク

私たちが化学物質と付き合いはじめたときにも、当然、健康リスクに気づいていた。当初、積極的に認識したのは急性毒性である。たとえば、フグやトリカブトには神経をまひさせる成分があるので、フグを調理するときに注意すべきであるとか、トリカブトの根の汁は矢毒として使えるとかである。ついで作

(1) 急性毒性とは短期間の暴露によって起こる「どく」作用であり、これに対して、通常、一生涯の暴露によって起こる「どく」作用を慢性毒性という。特殊毒性は慢性毒性の範疇に入れることもあるが、遺伝毒性、発生・生殖毒性などをいう。詳しくは第七章第一節の「くすり」作用の種類の項を参照。

業労働者の健康保持という立場から、ある程度の慢性毒性に注意を払い、さらに発がん性や催奇形性[2]などの特殊毒性に注意が払われるようになった。しかし、これらは直接暴露のリスクである。ひとつの化学物質について、環境を通じた健康リスクまで考慮に入れて化学物質を開発するようになったのは、三五年ほど前のことで、レイチェル・カールソン女史が『Silent Spring：沈黙の春』の中で指摘したことが契機となった。つまり、環境中に長期間残留する難分解性の物質による健康リスクである。それまで、たとえば難分解性の農薬や建築材料は、「くすり」作用の大きい理想的な物質と考えられていた。というのは、そのような農薬は一度散布すれば何年も有効性が持続し、建築材料の場合は半永久的に使用できると考えられたからである。しかし、長期間環境中に残留するということは長期間暴露されることを意味し、その結果、健康に悪影響を与える可能性が明らかにされたわけである。その最大のリスク要因は発がん性であった。そして、多くの農薬が禁止された。

次いでPCB[3]が問題となった。PCBは環境に残留して魚などに非常によく濃縮され、熱を加えると強毒性ダイオキシン類[4]を生じる。米ぬか油事件[5]が起きたことから、日本ではとくに問題となった。健康リスクに対する日本人の意識は、直接的な作用はもちろん、環境を通じた間接的なものでも、世界的に見ても低くはない。PCB汚染が問題となり、化審法[6]が一九七三年に世界に先駆け

(2) 奇形を誘発するような発生・遺伝毒性。

(3) 用語解説「ポリ塩化ビフェニール」を参照。

(4) 用語解説「ダイオキシン類」を参照。

(5) 用語解説「油症」を参照。

(6) 一般化学物質の規制法のひとつで、「化学物質の審査及び製造等の規制に関する法律」の略称。詳しくは第八章を参照。

てわが国で制定されたことでもそのことはうかがえる。(7)

二　環境リスク

ヒトを含めた生物は、地球上のエネルギー循環の中で捕食者と被捕食者という関係でネットワークを形成して、生態系のバランスを保ちつつ生存している（図1、図3参照）。したがって、ひとつの生物種が絶滅するということはこのバランスが崩れることを意味する。たとえば、日本でトキが絶滅することは、今後生きたこの鳥を見ることができないといった私たちの生活上の楽しみが損なわれるといった「どく」作用はもちろん、同様のことがほかの鳥類でも起こり、ひいてはヒトでも起こる可能性を示す。それとともに生態系の中で鳥類が果たしている役割が消失し、バランスが崩れ、最終的にはヒトの生存にも影響を及ぼすリスクのあることを意味している。

また、種の絶滅といっても、トキとかパンダとなると重大なリスクとされるが、天然痘やポリオウィルスの絶滅(8)となると、リスクともいえないだろう。これらの例についてはは世界中の人びとが同意できよう。ただし、野生生物の保護活動などをテレビなどで見ているると、多くの日本人は西洋人に比べて、環境生態系の維持による「くすり」作用は小さいと考えているような印象を抱く。つ

（7）裏返せば、その頃の日本の状態は公害先進国であったともいえる。

（8）WHO（世界保健機構）は一九七九年に天然痘撲滅宣言を出し、現在ポリオウイルスの撲滅が寸前となっている。これらのウイルスの「くすり」作用として考えられるのは、研究材料としての価値程度であり、「どく」作用の方が圧倒的に大きいことは言うまでもない。

まり「環境リスク」については頭ではある程度理解しているが、その意識までもっている人は少ないように思われる。これは、もともと狩猟民族であった西洋人とは違い、農耕民族の日本人は多くの野生生物を害獣とみなし、森林を伐採し、畑を開拓して環境の改変を行うことにより生活を向上させてきたからかもしれない。これが日本の環境リスクに対する対策の遅れや、地球規模での環境問題への消極的な対応につながっている可能性があるのではないか、と筆者は考えている。

第六章　リスクアセスメント

化学物質のリスクを避け低減させるために、「くすり」作用と「どく」作用を科学的に予測して評価することを、狭義のリスクアセスメントという。さらに、それをもとに方策を考え、実行することをリスク管理という。そして、リスク管理の方策などに必要な費用やベネフィット（それによって得られた効果）なども考慮に入れて評価することを含めて、リスクアセスメントと広義には使う。ここでは、おもに狭義の意味で使うことにする。私たちは日常生活において、ほとんど無意識的にこれを行っているはずである。たとえば、大阪から東京に行くとき飛行機を使うか、新幹線で行くかなどという場合がそれである。この場合は事故に遭う確率、事故の程度の大きさはもちろん、運賃や時間などを総合的に比較して決めているはずである。したがって、化学物質のリスクアセスメントとはその物質がもっているリスクを予測し、評価し、対策を立て実行することであり､言い換えれば化学物質との付き合い方を考えることである。

一　定性的リスクアセスメント

もっとも単純なリスクアセスメントは、定性的リスクアセスメントである。リスクがゼロの化学物質がないわけだから、その物質をつくらない、使わない、ということである。この考え方にもとづいた法律が一九五八年に米国でできた。つまり「どのような動物においても、またどのような用量・暴露方法でも発がん性が認められた物質は、食品に添加してはならない」というデラニー法である。そして、日本でもいくつかの食用色素や保存・殺菌料などが食品添加物として使用禁止あるいは実際上使用できなくなった(1)。これは当時、発がん性物質はすべて人工合成化学物質であり、遺伝子に障害を与え、その傷は蓄積するため、安全量はない、すなわち閾値(2)がないと考えられていたからである。

しかしその後、以下のようなことからこの定性的な考え方は非現実的なものとなった。①エームス試験(3)といわれる簡単なスクリーニング試験法が開発され、発がん性の可能性がある物質を簡便に検出でき、それによって多数の容疑物質がわかったこと、②ワラビやフキノウトウなどの天然食品成分に発がん性が認められたこと、③炭火で焼いた魚や牛肉や、燻製食品などに強力な発がん物質が含まれていることが認められたこと、④分析技術が進歩し、極微量の発がん物質やその容疑物質が非常に多くの食品から検出されること、⑤発がん機構の

(1) バターイエローなどのタール系色素や過酸化水素、臭素酸カリウム、サイクラミン酸塩、などである。最終製品中から検出されてはならないとか、ある特殊な食品以外には使用できない、などは実質的な禁止に該当する。

(2) しきい値。ある一定値を超えるとその現象が起こらない限界値。「どく」作用では最大無作用量や無影響濃度を指す。用語解説「無影響量」、「無影響濃度」を参照。

(3) 用語解説「エームス試験」を参照。

表2　データの種類と数に基づく発がん物質の危険度分類

グループ	疫学研究	動物発がん試験	動物短期試験
1:ヒト発がん物質	十分あり		
2A:可能性大 (probably)	ある程度あり ある程度あり	十分あり ある程度あり	 十分あり
2B:可能性あり (possibly)	ある程度あり 不十分	不十分 ある程度あり	十分あり 十分あり
3:不明	不十分 評価できるデータなし		

［国際がん研究機関（国連）による分類］

研究が進み、生物体には遺伝子損傷の修復機構があり、一部の物質(4)には閾値が存在することがわかったことなどである。つまり、この定性的な考え方は非現実的なものとなり、定量的なリスクアセスメントに移行したわけである。

なお、発がん物質に関しては半定量的なリスクアセスメントも行われることがある。つまり、ヒトに対する発がん性のリスクを安全量といった量的な値で表すのではなく、発がん性の根拠になった実験データの種類と質と数によって、公的機関でランク付けをしている。表2は国連の国際がん研究機関(5)のランキング例である。たとえば、疫学調査でヒトに対してがんをひき起こすことが明確な物質はグループ1（ヒト発がん物質）、ヒトの疫学研究はないが動物試験が十分ある場合はグループ2B（ヒト発がん物質の可能性あり）とするなどである。そして、このランクに暴露人口などを考慮して、データの

(4) プロモーターと呼ばれる物質。

(5) 国際機関のひとつで、化学物質のヒトに対する発がん性を疫学および動物試験、短期試験の結果に基づいて各国の専門家が討議し、分類評価を行っている。この研究機関（IARC: International Agency for Research on Cancer）以外に、米国ではACGIH（American Conference of Governmental Industrial Hygienists）が、また日本でも日本産業衛生学会が専門家を集めて評価し、許容濃度などを報告している。

取得を含めた管理対策を考えるというものである。

二　定量的リスクアセスメント

化学物質のリスクアセスメントとは化学物質の「くすり」作用と「どく」作用を比較することであるから、本来定量的なものである。しかし、「くすり」作用と「どく」作用は次元の違う事柄のことが多い。たとえば、農薬の利便性と毒性などである。だから共通の物差しがあれば好都合ということで、いくつかの方法が考えられている。もっとも一般的な方法は指数法といわれているものである（図7）。指数法に関しては次章で述べることとし、ここではそのほかの方法の例を二つ挙げる。

ひとつはお金で比べる方法である。ある研究者は、生涯賃金とその人のために企業などが支払った投資額などから、日本人一人の生命の価値を二億円と計算し、一人の命を救うために必要な費用と比較している。たとえば、ダイオキシン対策として大規模な焼却炉を新設するには莫大な費用がかかり、その費用はそれによって救われる人数×二億円より大きいと推算できる。したがって、ここ数年間

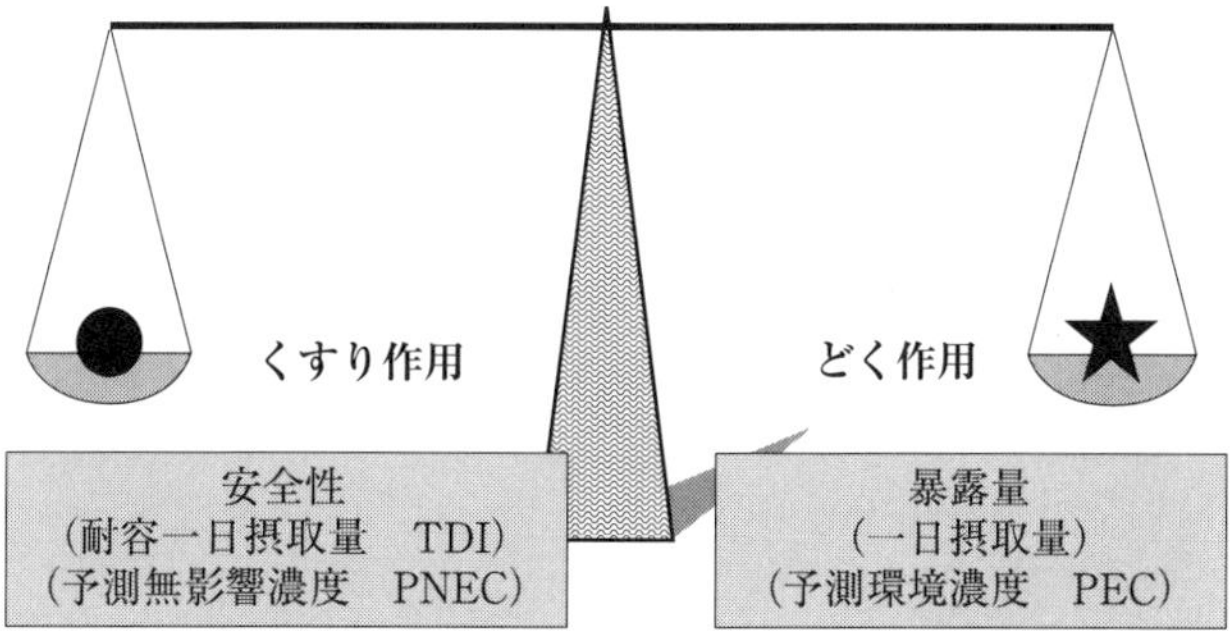

図7　指数法―「くすり」作用と「どく」作用―
リスク評価法のひとつである指数法では,「くすり」作用と「どく」作用を安全量と暴露量として比較する.

で効率のよい小型焼却炉が開発されるという条件付であるが、当面はごみの分別回収や小規模の焼却炉の改修、運用面の改善に努力すべきではないか、と評価している。また環境リスクの場合、絶滅の心配のある種全体を救うのにどれだけお金がかけられるか、ということになる。たとえば、その地域のメダカ一匹を救うために私たちはどのくらいまで負担できるか、についてアンケート調査をすることになるかもしれない。それゆえ、メダカの値段はその地域に住む人の環境リスクに対する意識に大きく左右されることになる。このように、その値段と保護対策に必要な費用とを比較するという方法である。

もうひとつは平均余命で評価する方法である。先にも例示したように、末期のがん患者に対して副作用の強い抗がん剤を与える場合、「どく」作用があったとしても、与えることで長生きできると判断したら、薬として患者も家族も認め、医師は使う。これは余命という尺度で比べる方法ともいえる。もうひとつの例にサッカリンを挙げよう。当初、ラットで発がん性が認められたということで、前述のデラニー法により米国の議会で使用禁止が決められた。しかし、数年前まで大統領がその施行を延期していた。[6] その延期の理由の一つは、サッカリンの発がんリスクから米国人の平均余命を二日間縮めると計算されるのに対し、サッカリンの代わりにそれに相当する甘さの砂糖を使うと一日あたり一〇〇キロカロリー余分にとることになり、肥満のリスクが予測され、それから

(6) 最近、サッカリンの発がん性について、ヒトに対してはリスクが低いということで米国でも禁止処置が解除され、日本でも用途制限が緩和された。

(7) 用語解説「内分泌撹乱化学物質」を参照。

は二〇〇日命を縮めると計算されるというものであった。最近東野らは日本における各種リスク要因の損失余命を推算し、ランキングを発表している（図8）。これによると喫煙がもっともリスクが高く、数年から十数年の短縮である。

内分泌撹乱物質[7]の「どく」作用として環境生物の種族の絶滅がいわれているが、この場合、その生物種の平均余命で評価できるかもしれない。つまり、その生物種の平均余命を一世代よりも短くするような環境放出は、確実にその種の絶滅に直結すると考えられるからである。

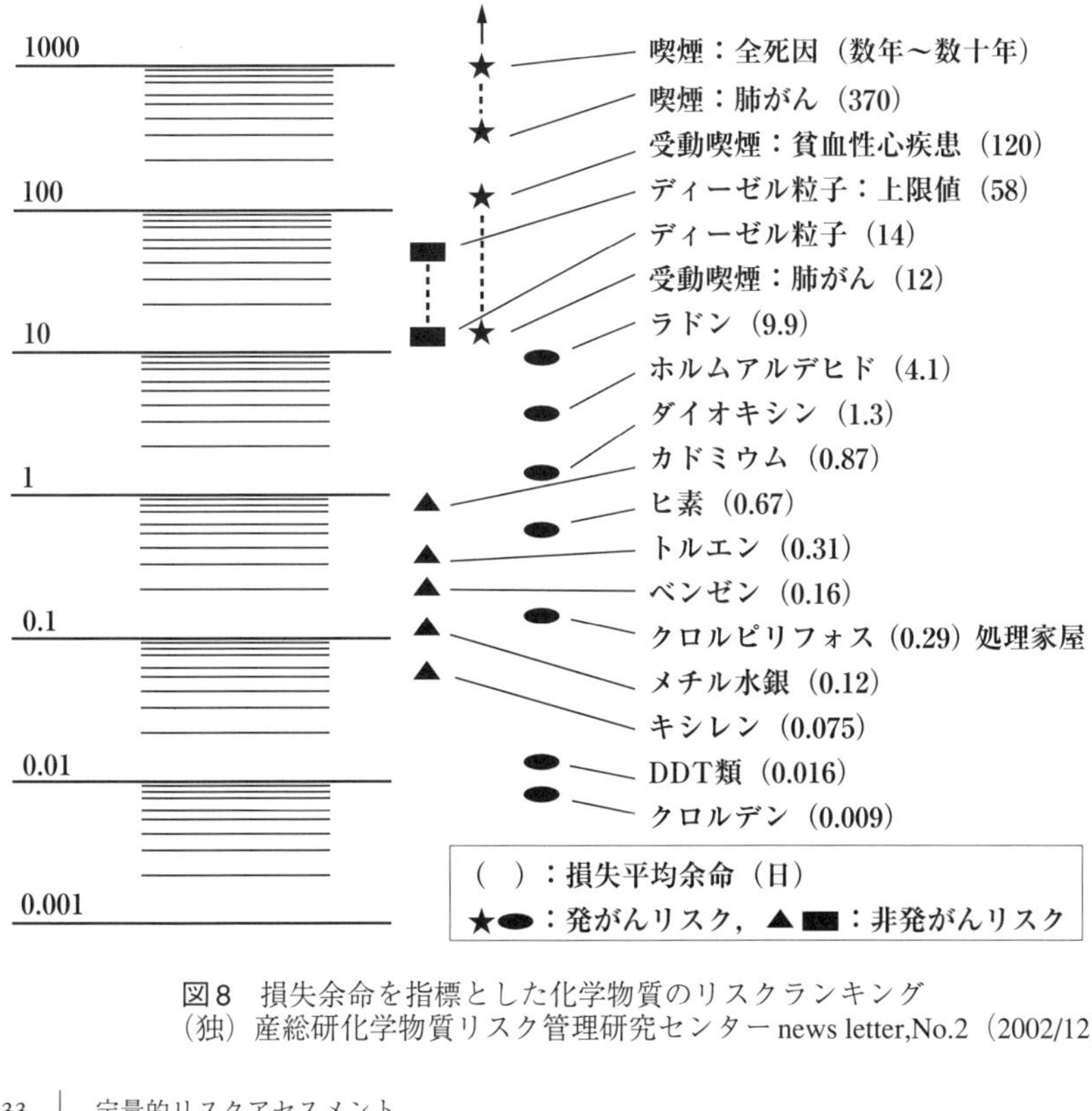

図8　損失余命を指標とした化学物質のリスクランキング
（独）産総研化学物質リスク管理研究センターnews letter,No.2（2002/12）

第七章　指数法

指数法では、「くすり」作用については安全量[1]、「どく」作用の方は暴露量[2]を用い、それらを比較し、リスク指数を求める。すなわち、

リスク指数＝「どく」作用／「くすり」作用＝暴露量／安全量

安全量は「どく」作用が顕れない最大量で、毒性試験から求められる値であるから、「くすり」作用というと誤解されやすいが、この値は小さいほど毒性が強く、大きいほど毒性が弱い値となる。すなわち、安全量が大きいことは「くすり」作用が大きいことを意味する。一方、「どく」作用の暴露量は食品や環境試料の分析の結果から求める。たとえば、

（食品中の濃度×摂取量）＋（飲料水中濃度×飲水量）
＋（大気中濃度×呼吸量）……

などである。これらの値は、いずれも通常は物質の重さあるいは濃度の単位で表されるので比較できる。その結果、「くすり」作用の方が大きい、すなわ

（1）安全量は通常用量（mg/kg-wt/day）あるいは濃度（mg/L）として表される。

（2）暴露量は通常用量（mg/kg-wt/day）あるいは環境濃度（mg/L）として表される。

ちリスク指数が一・〇より小さければ一応安全であろうと評価するわけである。逆にリスク指数が一・〇より大きければ、毒性の低い代替物質の開発や生産を中止するなどの対策を考えねばならない、ということになる。

なお、安全量と暴露量はそれぞれ動物試験と環境分析の結果から推定あるいは実測される値である。しかし、リスクアセスメントはとくにこれから新しく開発しようとする物質に使用されることが多く、この場合はもちろん実測できないので、構造や物理化学的性状などからコンピュータなどで予測して求めた値が用いられる。とくに環境リスクの場合、魚に対する安全量が多用されるが、その場合は安全量にしても暴露量にしても濃度で表されることが多いので、予測無影響濃度（ＰＮＥＣ）[3]と予測環境濃度（ＰＥＣ）[4]が使われる。したがって、その結果、リスク指数は次のような式になる。

リスク指数＝ＰＥＣ／ＰＮＥＣ

一　「くすり」作用の種類

「くすり」作用の強さは安全量で表されるが、同じ強さであるといっても、その作用の内容、影響の種類、つまりどのような危険性をもっているのかによって重みが違う。たとえば、同じ濃度でも、皮膚がチクチクするというのと、

（３）予測環境濃度：ＰＥＣ（Predicted Environmental Concentration）化学物質の構造、物理化学的性状、環境中運命、排出量などから予測した環境中濃度。つまり、大気、水、土壌中の濃度の時間的空間変化や食品中の濃度。これらの値から、種々の経路からの暴露量が試算される。予測無影響濃度（ＰＮＥＣ）と対語。リスクアセスメントの指数法ではＰＮＥＣと比較する。

（４）予測無影響濃度：ＰＮＥＣ（Predicted No Effect Concentration）化学物質の構造、物理化学的性状などから予測した安全量。予測環境濃度（ＰＥＣ）と対語。リスクアセスメントの指数法ではＰＥＣと比較する。

神経系が犯されて意識を失うというのでは、安全量が同じであっても同一に評価するのは不合理である。一般に、治療法が完全には確立していない発がん性や、回復が困難で後遺症が残る神経障害や遺伝毒性の催奇形性などは重く見られる。具体的には安全量を求めるとき、通常の個体差や種差に由来する値にさらに二〜一〇を乗じた安全係数を用いる。だから、指数法ではその重み付けをするため、まず影響がどのようなものなのかの特定を行う。そのための方法が毒性試験で、標準化が進み、国際的な統一が図られつつある。

内容的には一般毒性、発がん性、催奇形性、刺激性(5)（腐食性）、感作性(6)、生殖・発生毒性、内分泌撹乱性(7)などがある。一般毒性でも、当然、投与経路によって経口、経皮、吸入、腹腔内、静脈内などとあり、投与期間により急性毒性(8)、亜急性毒性(9)、慢性毒性(10)などがある。したがって、ひとつの物質についてすべての毒性実験試験をするには莫大な費用と時間が必要であるので、簡便法が開発されている。それらは通常これらの動物試験に先立って行われる。動物試験をすべき物質の順位付けや用量設定の目安付けなどにも有用である。もっとも広く使われ、有名なのはエームス試験(11)といわれる変異原性試験で、発がん性を推測する簡便法である。これは発がん性物質の多くがＤＮＡを傷害して変異をひき起こすことにもとづくもので、サルモネラ菌や大腸菌の特殊な菌株を用いて、二日程度で結果を出すことができる。これにより多くの発がん性物質が

(5) 用語解説「刺激性」を参照。
(6) 用語解説「感作性」を参照。
(7) 用語解説「内分泌撹乱物質」および参考図書『科学技術と人間のかかわりⅡ』を参照。
(8) 一回、あるいは一日、少なくとも一週間以内の投与・暴露試験でみられる毒性。
(9) 通常一か月から三か月以内の投与・暴露試験でみられる毒性。
(10) 通常、一生涯近くの投与・暴露試験でみられる毒性。ラットでは二年間が普通である。内分泌撹乱毒性の場合は多世代にわたる試験が必要である。
(11) 用語解説「エームス試験」を参照。

発見され、各種の化学物質規制法でもこの試験を課している。

二 「くすり」作用の強さ（安全量）―用量・反応関係―

安全量はリスクの種類によってその影響の表し方が違うこともあるが、リスクアセスメントで重要な値は無影響量（ＮＯＥＬ）[12]と無影響濃度（ＮＯＥＣ）[13]である。これらは疫学調査によりヒトに対する値が推定されていることもあるが、大部分は動物試験の結果から求められる。まず、動物試験の結果を用量・反応曲線として描く。用量・反応曲線とは、横軸に用量（投与量、暴露濃度）、縦軸に反応（毒性・影響）の強さをとったときの関係をいう。通常は図９のように直線関係、すなわち用量が増えれば反応も強くなるという関係が得られる。そして、無影響量や無影響濃度は、影響が出ない最大の用量や濃度、つまり影響に対する閾値であるから、グラフの上では縦軸がゼロになったときの横軸の値（用量・濃度）として求められる。この値を化学物質の構造や物理化学的性状等から予測する試みもある。

健康リスクの安全量は耐容一日摂取量（ＴＤＩ）や許容一日摂取量（ＡＤＩ）と呼ばれる値[14]であるが、それらは無影響量（ＮＯＥＬ）を安全係数で除した値として求められる。[15]安全係数は動物とヒトのその物質に対する感受性の差[16]と個

（12） No Observed Effect Levelの略。最大無影響量、最大無作用量ともいわれる。用語解説「無影響量」を参照。

（13） No Observed Effect Concentrationの略。無影響濃度、最大無作用濃度ともいわれる。無影響量を濃度で表したもの。

（14） ＴＤＩはTolerable Daily Intake、ＡＤＩはAcceptable Daily Intakeの略。用語解説「耐容一日摂取量」を参照。

（15） 用語解説「安全係数」を参照。

（16） 用量を体重あたりではなく、体表面積や基礎代謝量（最低限必要なエネルギー）や心拍数あたりで表した方が、種差が小さくなるという報告もある。

体間の差によるものが主で、それぞれ一〇倍あると見て、耐容一日摂取量（TDI）や許容一日摂取量（ADI）は無影響量（NOEL）に通常一〇〇分の一をかけた値が用いられる。発がん性など難治性のリスクのときはさらに二分の一とか五分の一がかけられる。

　環境リスクの場合は対象生物の種類が多いので、当然、種差は非常に大きいと予測できるが、実際上は安全係数を用いずに得られた無影響量のうちでもっとも小さい値（もっとも感受性の高い生物に対する無影響量）が用いられる。ダイオキシンの場合は、表3に示したように哺乳動物間でも大きな差があることが知られている。つまり、モルモットとハムスターで急性毒性値は実に約一万倍の差がある。

　環境リスクを評価するには、生物相の代表として、魚、ミジンコ、藻に対する短期毒性試験のデータが最低必要とされているが、この三種類の生物に対するデータさえない物質が多いのが現実である。このような場合には生物相の差は種差以上であると考え、その安全係数は非常

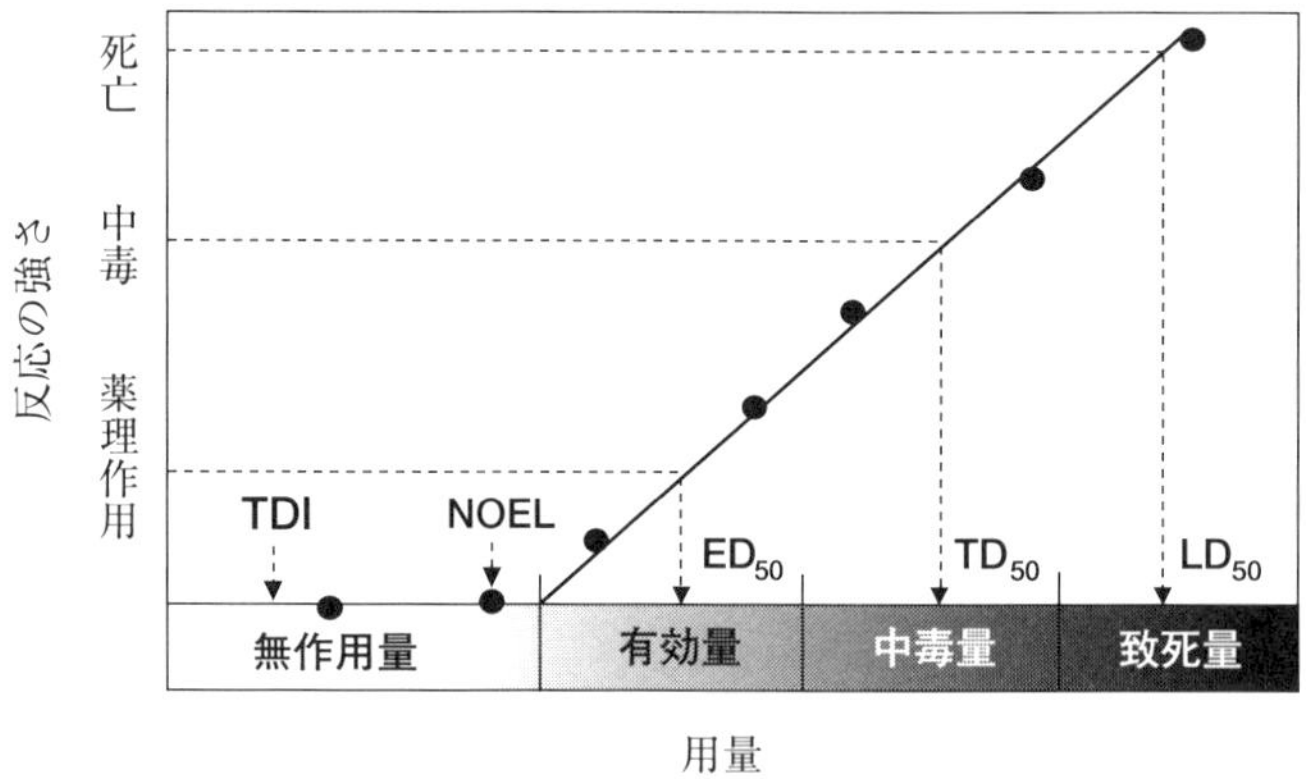

図9　用量・反応関係
縦軸に反応の強さ，横軸に用量あるいは濃度をとると，一般に直線関係が得られる．これを用量・反応関係といい，これから無影響量（NOEL）あるいは無影響濃度（NOEC）を求める．
（TDI：耐容1日摂取量，NOEL：無影響量，ED_{50}：50％有効量，TD_{50}：50％中毒量，LD_{50}：50％致死量）

に大きな値を用いるべきだと筆者は思っている。これにより、それらのデータの取得が促進され、環境リスクに対する意識も高まることが期待されるからである。

安全係数としてどのくらいの値を用いるべきかについては、世界各国で一致しているわけではない。表4に、世界各国で用いられているダイオキシンの耐容一日摂取量（TDI）を示す。

無影響量（NOEL）や無影響濃度（NOEC）は影響に対する閾値である。しかし、物質によっては用量・反応関係が直線とはならず、閾値をもたない場合がある。メカニズム的には作用点が複数あったり、影響が不可逆で蓄積性がある場合などであり、具体的には遺伝子を損傷する発がん物質や放射性物質などである。[17] この場合は用量・反応関係の縦軸を対数目盛にすると、通常、直線関係になる。そして、縦軸が-4、-5、-6のときの用量を求め、この用量を実質安全量（VSD）[18]といい、安全量とみなす。すなわち、リスクレベルが一万分の一ということはサイコロの同じ目が連続して五回以上

表3　各種動物に対する2, 3, 7, 8－四塩化ダイオキシンの急性毒性

動　物	半数致死量/μg/kg
モルモット	0.6 ～ 20
ラット	20 ～ 60
ニワトリ	25 ～ 50
サル	70
イヌ	100 ～ 200
ウサギ	100 ～ 300
マウス	100 ～ 600
ハムスター	1000 ～ 5000

(17) 内分泌攪乱化学物質の場合もこの可能性が指摘され、さらに低用量域で影響が用量に依存しない実験例の報告もあり、現在論議中である。用語解説「内分泌攪乱化学物質」を参照。

(18) VSDはVirtually Safety Doseの略。用語解説「実質安全量」を参照。

表4　ダイオキシン類の安全量

国（機関）	ＴＤＩ*（pgTEQ/kg/day）
カナダ	10
イギリス	10
オランダ	10
ＷＨＯ	10
ドイツ	10　（1；目標値）
スウェーデン	5
日本　厚生労働省・環境省	4
イタリア	1
米国 環境保護庁	0.01**
米国 食品医薬品局	0.006**
米国 カリフォルニア州	0.007**

*TDI：耐容1日摂取量　**VSD：実質安全用量

が出る確率にほぼ相当し、わが国の交通事故で死亡する生涯リスクより約七〇倍低い確率に相当する。米国では、発がん物質で閾値がないと判断された場合は、安全量として一万分の一から一〇〇万分の一のリスクレベルの実質安全量（ＶＳＤ）を用いると合意されており、ダイオキシンは閾値のない発がん物質とみなし、表４にはそれらの値が示されている。日本でも大気中のベンゼンの環境基準を決めたときには、一〇万分の一のリスクレベルでの値を参考にしたといわれている。

　天然物質と合成物質を比較するとき、前者はリスクが低く、場合によっては天然物由来であるならばすべて安全であると信じている人も多い。しかし、これはある点では正しいが、厳密には正しくない。なぜなら、混合物の状態では確かに当てはまるが、物質として取り出した場合には毒性はどちらもまったく同一である。表５は代表的な物質の急性毒性を比較したものである[19]。化学物質

（19）用語解説「急性毒性」および「半数致死量」参照。

表5　天然物質と人工物質の毒性

物　質	急性毒性*	物　質	急性毒性*
アスコルビン酸	119,00	NaCl	3,000
ニコチン	55	メチル水銀	26（as Hg）
NaCN	5	無機水銀	10
サリン	0.5	ダイオキシン	0.05
フグ毒	0.01	ボツリヌス毒素	0.001

*LD50（ラット経口，mg/kg）

でもっとも強い急性毒性を示すのはボツリヌス菌がつくる毒素タンパク質であり、毒ガスのサリンの五〇〇倍強い。フグ毒も猛毒であることはいうまでもない。さらにダイオキシンやメチル水銀も人工物質でないといえる。ダイオキシンは原始林の薪を燃やしても生じるし、メチル水銀は、ある種の微生物がビタミンB_{12}を用いて無機水銀をメチル化して生成し、同じ反応がマグロの肝臓中でも起こっていることが報告されているからである。つまり、この表でサリン以外は自然環境中で生成されるので天然物質といえる。もちろん、一般的には天然物質の方が低リスクであるというのは正しい。その根拠は①天然物は不純物をより多く含むが[20]、その毒性を打ち消す作用をもつことも多い[21]、②毒性物質を取り除く、調理法を知っている[22]。さらに、根本的には③人工合成物質の暴露経験は高々一〇〇年であるが、天然物は生物が誕生して以来の暴露であり、それに対する防御機構が備わっている生物種のみが生残してきたこ

(20) たとえば天然色素は合成色素に比べて未知の成分を含め純度は低い、など。

(21) マグロを多食しても共存するセレン化合物が排泄促進するため、水俣病は発症しない。毒性においても相乗効果を示す物質が注目されているが、数の上では相殺効果を示す物質の方が多い。だから、薬学部では昔から天然の植物や動物から有効成分を取り出す研究が行われている。

(22) フグの料理法やワラビのあく抜き、など。

となどが挙げられよう[23]。

三 「どく」作用（暴露量）

指数法で「どく」作用は暴露量のことで、用量あるいは濃度で表される。すなわち、摂取量あるいは環境濃度あるいは予測環境濃度（ＰＥＣ）[24]が用いられる。環境濃度は実測されることもあるが、その濃度は試料を採取した場所や時期により変動するし、実測値から確定することは非常に困難である。もちろん、これから開発しようとする物質の場合は環境中から検出されることはない。それゆえ、通常はその化学物質の物理化学的性状と気象条件や地形などの環境運命に関係する各種のデータから計算されるので、予測環境濃度（ＰＥＣ）ともいわれる。ＰＥＣは、その物質の環境への排出経路と排出量に加え、環境運命や物理化学的性状を考慮して予測した環境濃度である。それゆえ当然、用途や生産量、廃棄方法が大きな要因になる。したがって、各種の予測モデルではそれらの値や方法を入力するようになっている。

暴露量とは、ヒトや動物が食品や水・大気・土壌などを通じて暴露される物質の量のことである。言い換えれば、食品や環境試料の化学分析でその濃度を求め、それらから推定される摂取量のことである。もちろん、摂取の経路は口

(23) 本来防御機構であるべき免疫反応がそばや卵タンパクなどに過剰に反応してアレルギー症をひきおこし、最近はスギの花粉やある種の化学物質によって機構は異なるが同様の症状を示す人が増えていることも注目しなければならない。

(24) 用語解説「予測環境濃度」を参照。

からだけではなく、鼻や皮膚からの経路もある。日本人のダイオキシン暴露量は表6のように推定されている。すなわち、大都市に住む人は、体重一キログラム、一日あたり食物から〇・二六〜三・二六ピコグラム[25]、大気から〇・一八ピコグラム、水から〇・〇〇一ピコグラム、土壌から〇・〇八四ピコグラムで、合計〇・五三〜三・五三ピコグラム摂取すると推算されている。

四　リスク評価

リスク指数の計算をダイオキシンの場合で試みることにする。耐容一日摂取量（TDI）は体重一キログラムあたり一日一〜一〇ピコグラムと計算されている（表4参照）。一方、暴露量は表6に示したように、大都市に住む日本人は体重一キログラムあたり一日合計〇・五三〜三・五三ピコグラムと推定されている。だから、半分以上の人でその比が一・〇を超えていることになる。さらに安全量を〇・〇一ピコグラム以下とすべきとする国もある。すなわち、耐容一日摂取量（TDI）の計算には安全率を考慮しているので、必要以上に心配することはないと思うが、その対策はかなり緊急性を有するといえる。

日本は陸地面積が小さいことから、廃棄物の処理を埋めたてではなく、焼却に頼らざるを得ないことを考慮して、根本対策は、効率の良い大型焼却炉の新

(25) ピコグラム（pg）とは一グラムの一兆分の一の重さの単位である。用語解説「濃度」を参照。

表6　ダイオキシン類暴露量の推定

魚類摂取量90gの場合

	大都市地域 pg/kg/day	中小都市地域 pg/kg/day	その他の地域 pg/kg/day
大気	0.18	0.15	0.02
土壌	0.084	0.084	0.008
水	0.001	0.001	0.001
食物	0.26 ～ 3.26	0.26 ～ 3.26	0.26 ～ 3.26
合計	0.53 ～ 3.53	0.50 ～ 3.50	0.29 ～ 3.29

魚類摂取量180gの場合

食物	1.63 ～ 5.01	1.63 ～ 5.01	1.63 ～ 5.01
合計	1.90 ～ 5.28	1.87 ～ 5.25	1.66 ～ 5.04

［出典：厚生省ダイオキシン問題検討委員会中間報告］

設である。しかし、これには設置場所の問題とともに莫大な費用と年月がかかる。この対策は、環境への排出量を低くして暴露量を低くしようとする発想である。日本人の場合、暴露量の七〇％は魚経由であることから、魚を多食する人はさらに暴露量が大きくなると推定される（表6）。したがって、魚の摂取量を減らすとか、ダイオキシン類の含有量の低い魚を選択することも考えられる。ダイオキシン類は脂溶性で魚の脂肪に分布するので、脂質含量の低い魚はダイオキシン類の含量も低い傾向にある。しかし、魚油には「くすり」作用の高い成分も多く含まれている[26]。普段私たちが食べている魚の大部分は、輸入ものを含めて、遠海魚であるが、そのダイオキシン類の含量は近海魚とあまり差はない[27]。すなわち、ダイオキシン類の含量の低い魚を選んで食べるようにすることは困難であり、それほど効果が

(26) イコサペンタエン酸やドコサヘキサエン酸などの高度不飽和脂肪酸がもっとも代表的である。これらには高血圧症や血栓症などの予防効果があるとされている。

(27) これはダイオキシン類による汚染が日本近辺でのみ起こっているのではなく、世界規模で起こっていることを意味する。

あるとは思えない。したがって、当面は、焼却時に、ダイオキシン類の発生原因物質となる塩素を含んだ化学物質の代わりに、含まない化学物質を使用するとか、ゴミの分別回収を行い、既存焼却炉の改良と効率運転を実施することが実質的な対策といえよう。

第八章　リスク管理

化学物質のリスク管理については、日本では行政的処置と業界による自主管理の両方で行われている。行政的処置としては表7に示したような法律によるものが主である。医薬品は薬事法、農薬は農薬取締法、食品添加物は食品衛生法であるが、大多数の一般化学物質については化審法[1]と化管法[2]が重要である。これらの法規制は化審法が入口規制と呼ばれるのに対して化管法が出口規制と呼ばれ、両法により化学物質の国内の動態を把握し、規制しようとするものである（表7）。

化審法は、ＰＣＢ汚染を教訓に、環境経由の健康影響まで考慮した化学物質規制法として、世界に先駆けて一九七三年に制定された。その後、同様の規制法がほかの先進国でもつくられ、世界貿易の関係からも統一・協調がＯＥＣＤを中心に進められている。わが国でも一九八六年に毒性試験が強化され、さらに、二〇〇三年にはリスクの概念を取り入れた改正が行われた。主な点は目的

（1）「化学物質の審査及び製造等の規制に関する法律」の略称。

（2）「特定化学物質の環境への排出量の把握等及び管理の改善の促進に関する法律」の略称。特定化学物質管理促進法と略称されたこともあるが、最近では化審法と同様三文字の化管法が一般的となった。海外ではＰＲＴＲ法とも呼ばれている。

として環境経由を含めてヒトの健康に有害な影響を及ぼすおそれのある化学物質だけではなく、環境生物への影響を及ぼす物質も対象となり、分解・蓄積性試験、[3]健康影響試験[4]に加えて生態影響試験[5]の四段階の試験結果で評価されることになり、図10および11のような審査システムとなった。すなわち、旧法では、分解・蓄積性試験とスクリーニング毒性試験の結果から、安全物質、指定化学物質、第二種特定化学物質、第一種特定化学物質に分類され、それぞれの規制が行われていたが、それ以外に生態影響試験の結果を考慮して第三種監視化学物質が、また、第一種（難分解性かつ高濃縮性物質）、第二種（旧法指定化学物質）監視化学物質の区分が追加され、規制を受けることになった。ただし、これらは生産あるいは輸入量が一〇トン超の新規化学物質の場合であり、一トン以下、一〇トン以下、高分子量物質、[6]閉鎖系用途物質[7]については、試験の免除や代替簡易法の採用が可能である。[8]さらに申請・承認後にそれらの物質あるいは既存化学物質[9]に関して新たに毒性等の情報を入手した場合はそれを報告しなければならないことも二〇〇三年改正法の新たに加わった点である。すなわち、安全物質は良分解性物質で環境汚染をひき起こす可能性が少ないもの、あるいは難分解性であっても低蓄積性で毒性がそれほど高くないものであり、自由に製造・輸入ができるものである。第二種監視化学物質は難分解・低蓄積性で長期慢性毒性のおそれがある物質で、製造・輸入量の届け出が義務付けられ、環境

（3）用語解説「分解性試験」および「蓄積性試験」参照。

（4）スクリーニング毒性試験といわれ、変異原性試験、染色体異常試験、二八日間反復投与毒性試験が規定されている。

（5）藻類成長阻害試験、ミジンコ急性遊泳阻害試験、魚類急性毒性試験。用語解説「生態影響試験」参照。

（6）平均分子量が一万以上で一〇〇〇以下の成分が一％以下の物質。

（7）合成中間体や全量が輸出される輸出専用物質など。

（8）代替簡易法としては、分解性試験は各種pH条件における安定性試験、蓄積性試験はフラスコ振とう法による水・オクタノール分配係数の測定などが規定されているが、構造活性法〈注：用語解説「構造活性相関」参照〉の適用も検討されつつある。

（9）一九七三年当時にすでに生産あるいは輸入されていた物質としてリストアップされた約二万種類の化学物質。

表7　わが国における化学物質の規制法

対象化学物質	法　律	所轄省庁
食品・食品添加物	食品衛生法	厚労省
医薬品	薬事法	厚労省
農薬	農薬取締法	農林省
麻薬	麻薬取締法	厚労省
毒物／劇物	毒物・劇物取締法	厚労省
放射性物質	放射性物質取締法	文科省
工業化学品，他	**化審法**	環境省・経産省・厚労省
工業化学品，他	**化管法**	環境省・経産省・厚労省

表8　化審法特定化学物質一覧（2004年11月現在）

第1種特定化学物質（13物質）	用　途
ポリ塩化ビフェニル（Cl=4）	絶縁油等
ポリ塩化ナフタレン（Cl=3～5）	機械油等
ヘキサクロロベンゼン	殺虫剤等原料
アルドリン	殺虫剤
ディルドリン	殺虫剤
エンドリン	殺虫剤
DDT	殺虫剤
クロルデン類（ヘプタクロル）	シロアリ駆除剤，等
ビス（トリブチルスズ）オキシド	魚網防汚剤，船底塗料，等
N,N'-ジトリル-パラ-フェニレンジアミン N-トリル-N'-キシリル-フェニレンジアミン 又はN,N'-ジキシリル-パラ-フェニレンジアミン	ゴム老化防止剤，スチレンブタジエンゴム
2,4,6-トリ-t-ブチルフェノール	酸化防止剤（潤滑油用又は燃料油用），潤滑油
ポリクロロ-2,2-ジメチル-3-メチリデンビシクロ［2.2.1］ヘプタン（別名：トキサフェン）	殺虫剤，殺ダニ剤（農業用及び畜産用）
ドデカクロロ（ペンタシクロ［$5.3.0.0^{2,6},0^{3,9},0^{4,8}$］デカン）（別名：マイレックス）	樹脂，ゴム，塗料，紙，織物，電気製品等の難燃剤，殺虫剤・殺蟻剤

第2種特定化学物質（23物質）	用　途
トリクロロエチレン	金属洗浄用溶剤，等
テトラクロロエチレン	フロン原料，金属・繊維洗浄用溶剤，等
四塩化炭素	フロン原料，反応抽出溶剤，等
トリフェニルスズ化合物（7物質）	魚網防汚剤，船底塗料，等
トリブチルスズ化合物（13物質）	魚網防汚剤，船底塗料，等

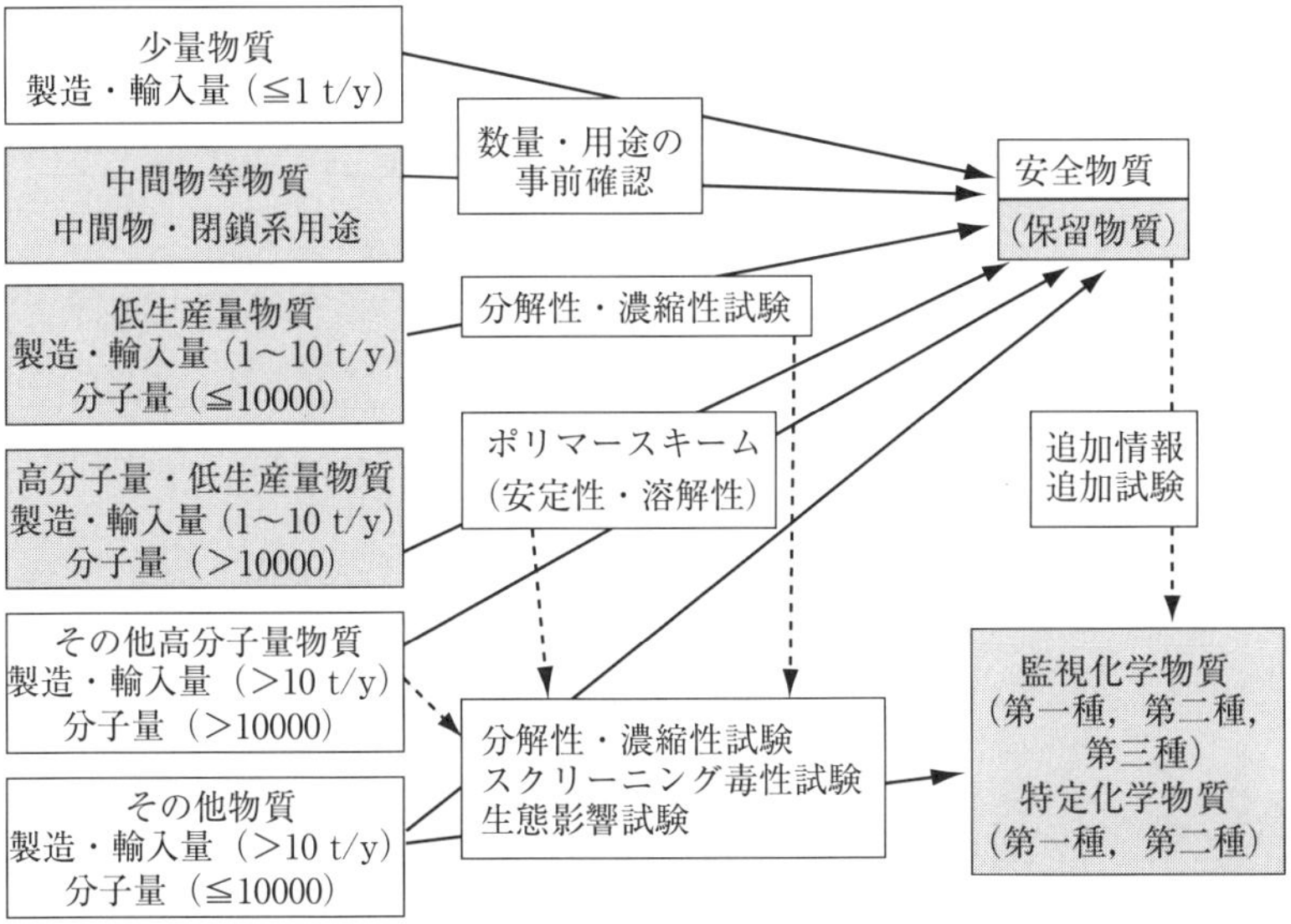

図10　2004年改正化審法の概要（1）
化学物質は分解性，蓄積性，毒性（変異原性，亜急性毒性），生態影響の試験データを評価して5種類のグループに分けられ，それぞれのグループ別の規制を受ける．

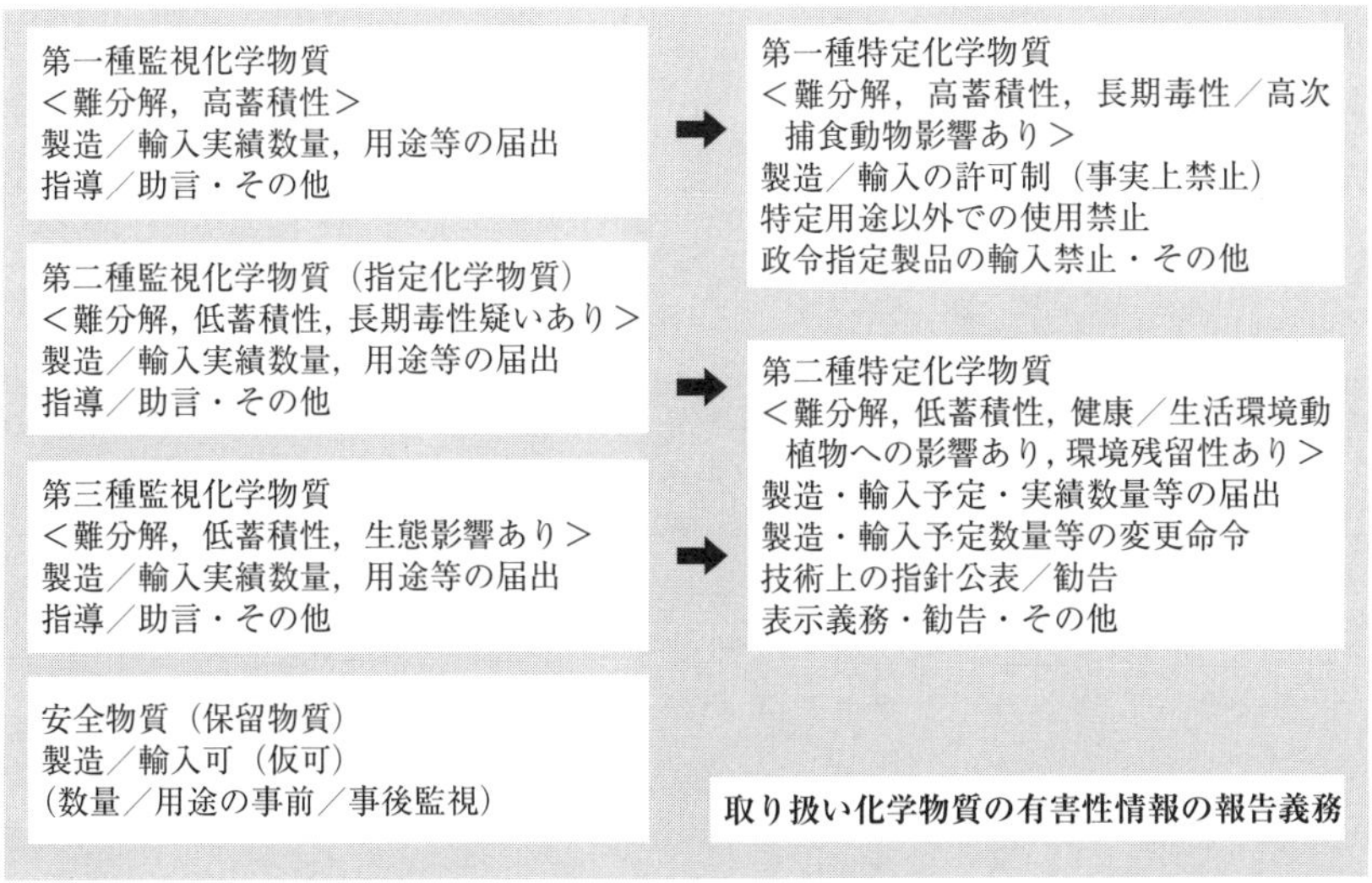

図11　2004年改正化審法の概要（2）

モニタリングなどの対象物質になる。この化学物質のうちで、環境モニタリングなどで汚染が判明した物質や長期慢性毒性が認められる物質は第二種特定化学物質になる。現在、表8に示した二三物質が指定されており、製造・輸入の実績および予定数量の届出が必要である。

第一種特定化学物質は難分解性で、高蓄積性で強い長期慢性毒性があると評価された物質である。現在これに指定されている物質は表8に示した一三物質で、これらの製造・輸入には大臣の許可が必要であり、実質製造・輸入禁止である。このなかにはＰＣＢのほか、ＤＤＴやディルドリンなどの有機塩素系農薬があり、第二種特定化学物質には巻き貝にオス化をひき起こす内分泌撹乱化学物質として最近問題になっているトリブチルスズ化合物も含まれている[10]。

一九九二年に行われた地球環境サミットの宣言[11]を受け、環境汚染防止法に代わり、環境基本法が制定された。その最大のポイントは環境リスクも健康リスクと同様に考える必要があるとしたものである。これを受け、いくつか新しい法律が制定されたが、化管法もそのひとつである。この法律は一九九九年に公布され、二〇〇一年から施行された新しい法律である。この法律の概要を図10に示した。法律の目的は、毒性が高く環境汚染が懸念される物質の環境放出量を把握し、環境濃度をコントロールしようとするものである。対象物質はダイオキシンなどの非意図的に生成された有害物質と、難分解性で発がん性など

（10）非意図的に生成するダイオキシンなどは、研究用・分析用試薬などとして製造・輸入されることがあるが、その量は少量であるので、化審法の対象とはならず、指定されていない。

（11）アジェンダ21といわれている。用語解説「アジェンダ21」および「地球環境サミット」を参照。

の毒性があり、製造・輸入量が多いので、高い「どく」作用を示す可能性のある物質である。具体的には約四五〇種類[12]をリストアップし、それぞれの物質に関する化学物質安全性データシート（MSDS）[13]を製造・輸入業者、流通業者、販売業者、使用者[14]というルートで順番に伝える義務があるということと、そのうちとくにリスクの高い第一種指定化学物質三五四物質については、その移動量と環境排出量を毎年、都道府県を通じて国に届け出るという法律である。これらの事業所からの届出された排出・移動量のデータは毎年集計され、届出外の家庭や農地、自動車などから排出されている対象化学物質の排出量を推計したものとともに公表されている[15]。図12は二〇〇二年度の届出データを集計したものであり、図13は届出外の推計排出量である。私たちが関係する大学や研究所からは二〇〇二年度は総量で約三二一トン、クロロホルム一三〇トン、塩化メチレン七六トン、トルエン六二トンなどと公表されている。本法律による届出が二〇〇一年度（翌年の五月届出で、集計の公表は翌々年春）に始まったばかりであり、この法律による削減効果は明らかではないが、少なくともリスク意識の向上があったと私は評価している。二〇〇四年度からは届出業者が年間一トン以上取り扱う事業所に拡大されることから、データの増加と推計方法の改良により、より正確な集計データが得られ、数年後の削減効果も期待できよう。これは欧米ではすでに実施されている法律であり、環境濃度のコント

（12）第一種指定化学物質が三五四物質、第二種指定化学物質八一物質。

（13）Material Safety Data Sheetの略称。毒性情報などを記載したシートで、用語解説「化学物質安全性シート」を参照。

（14）高等教育機関ということで、大学なども対象事業所になる。

（15）全国集計データは経済産業省・環境省に申し込めば印刷物あるいはCDとして実費程度で入手でき、概要はインターネット上で公表されている。二〇〇一年度と二〇〇二年度を比べてみると、総量で排出量三〇万トン、移動量二〇万トン強で大差なく、物質としてもトルエンをはじめとする有機溶媒が上位を占めている。

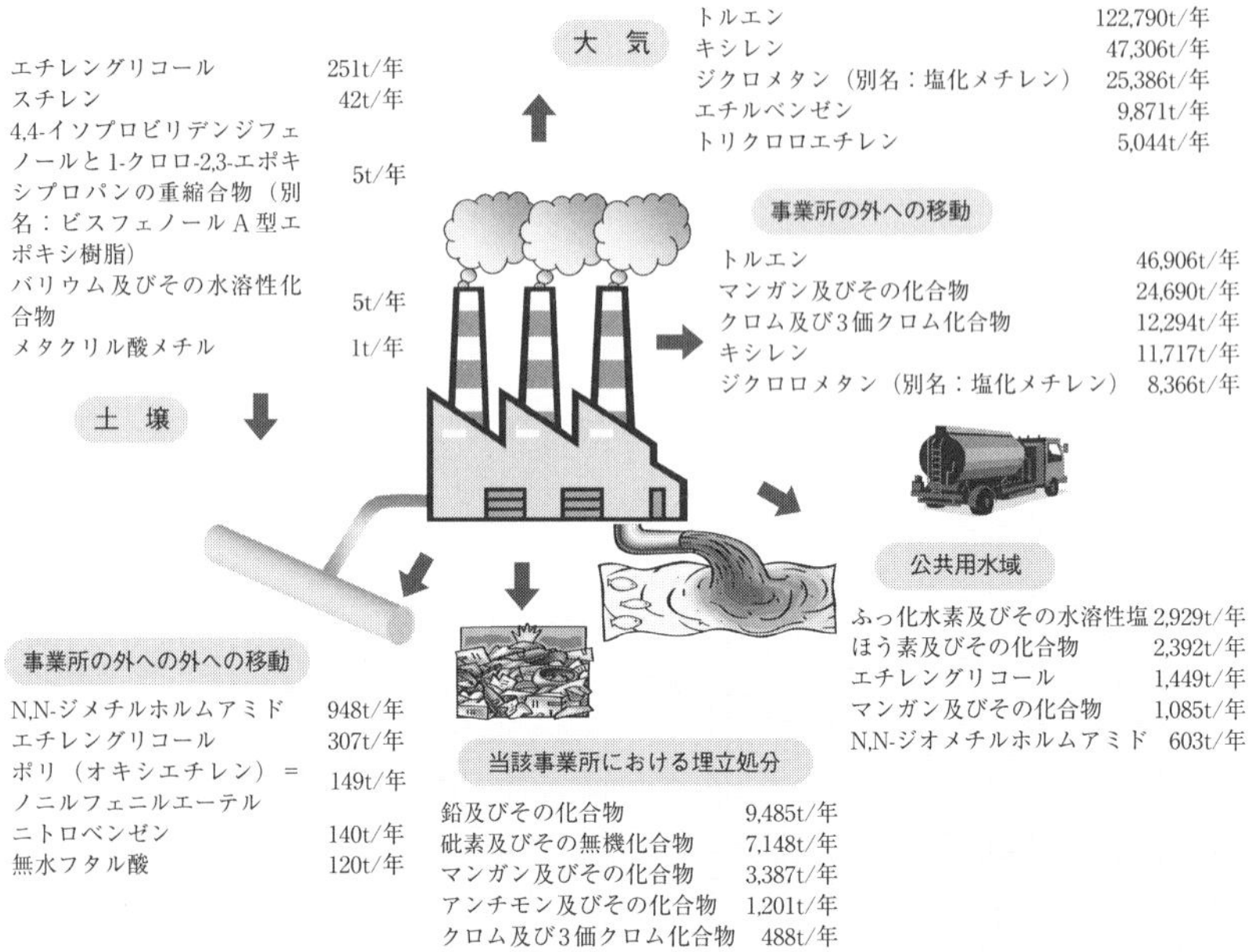

図12　届出物質の排出量・移動量の集計結果

トルエン　99,909t/年	キシレン　38,012t/年	p-ジクロロベンゼン 18,000t/年	トルエン　38,365t/年
キシレン　50,210t/年	トルエン　19,096t/年	ポリ（オキシエチレン）＝アルキルエーテル 17,289t/年	キシレン　32,130t/年
ジクロロメタン（別名：塩化メチレン） 17,210t/年	エチレンベンゼン 10,199t/年	直鎖アルキルベンゼンスルホン酸及びその塩 16,014t/年	ホルムアルデヒド 25,314t/年
トリクロロエチレン 12,806t/年	1,3-ジクロロブロペン（別名：D-D） 9,436t/年	キシレン　1,318ｽt/年	ベンゼン　16,318t/年
エチレンベンゼン 11,812t/年	トリクロロニトロメタン（別名：クロロピクリン） 1,320t/年	N,N-ジメチルドデシルアミン =N-オキシド 1,152t/年	アセトアルデヒド 9,784t/年

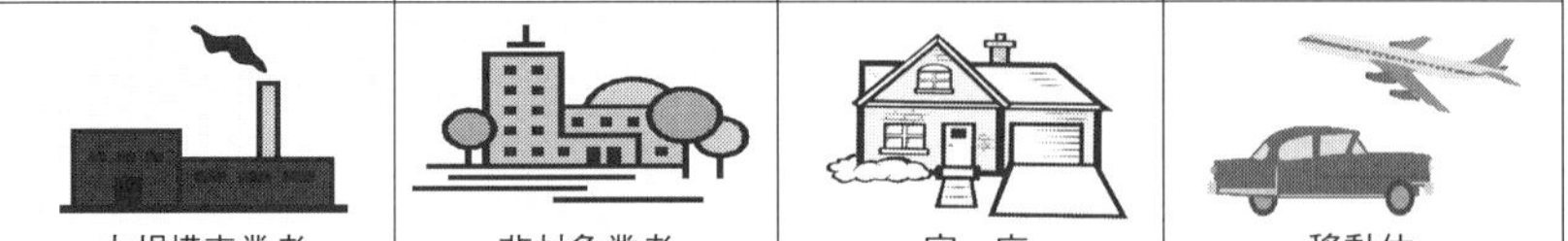

図13　届出外物質の推計排出量
家庭や田畑，自動車等から排出されている対象化学物質の量を環境省／通産省で推計したもの．[排出年度：平成14年度（2002年度）]

ロールに実効があるというだけではなく、これにより化学物質安全性データシートの充実や情報の公開も進むことが期待されている。環境基準や排出基準なども、当然、環境濃度の改善に重要で有効だが、対象物質数はそれほど多くはない。

一方、自主管理に関しては、企業あるいは業界が取り組んでいる。その一つは、持続可能な発展のためのアジェンダ21(16)にもとづくレスポンス・ケア活動である。これは「化学物質を製造または取り扱う事業者が、自己決定・自己責任の原則に基づき開発から製造、流通、使用、廃棄に至る全ライフサイクルにおいて、環境保全・保安防災・労働安全衛生・化学品安全を確保するため、対策を行い絶えず改善を図っていく自主管理活動である」と定義され、日本の化学工業界では一九九五年に日本レスポンシブル・ケア協議会を設立し、現在では一〇〇社以上が加盟している。ここでは、企業自体が環境リスクにも配慮をしていることを宣言し、自主的に考えて実行し、その具体的内容を宣伝することにより自己規制しようとするもので、たとえばMSDSの作成や充実などを行っている。

最近、ISO一四〇〇〇シリーズ取得という宣伝文を見かけるようになってきた。これは国際標準規格の環境シリーズと呼ばれているもので(17)、この規格はいままでの製品などに対するものとは性格が異なり、企業全体の行動に対する

(16) 地球環境サミットで採択された環境保全のための行動計画。用語解説「アジェンダ21」を参照。

(17) 国際標準化機構：ISO (International Organization for Standardization) 国際規格を制定するために、一九四七年に設立された民間法人で、現在九五カ国が参加している。ISO一四〇〇〇シリーズはISOが制定した環境関連の国際規格で、国内ではJIS一四〇〇〇シリーズが対応する。ISO一四〇〇一は環境マネージメントシステム、ISO一四〇一〇では環境監査の指針について取り決められている。内容は第八章参照。

管理規格である。内容は次のようなＰＤＣＡサイクルと呼ばれるシステムであり、一サイクルごとにより上位の改善をめざすシステムになっている。すなわち、

①計画（Plan）：経営者の方針にもとづいて環境保全に関する目的や目標を決め、そのためのマニュアルや規則をつくる。

②実施・運用（Do）：マニュアルや規則にしたがって、責任体制を確立し、自覚を促し、能力を高めるための教育や訓練をする。

③点検・修正（Check）：その結果や効果を測定・監視して評価し、不適合な点や処置を記録し、システムの監査をする。

④見直し（Action）：経営者による見直しを行い、①からの手順を繰り返す。

この認証を受けているということはその企業や自治体の環境に対する意識が高く、環境に優しい行動をとっていることを証明することにな

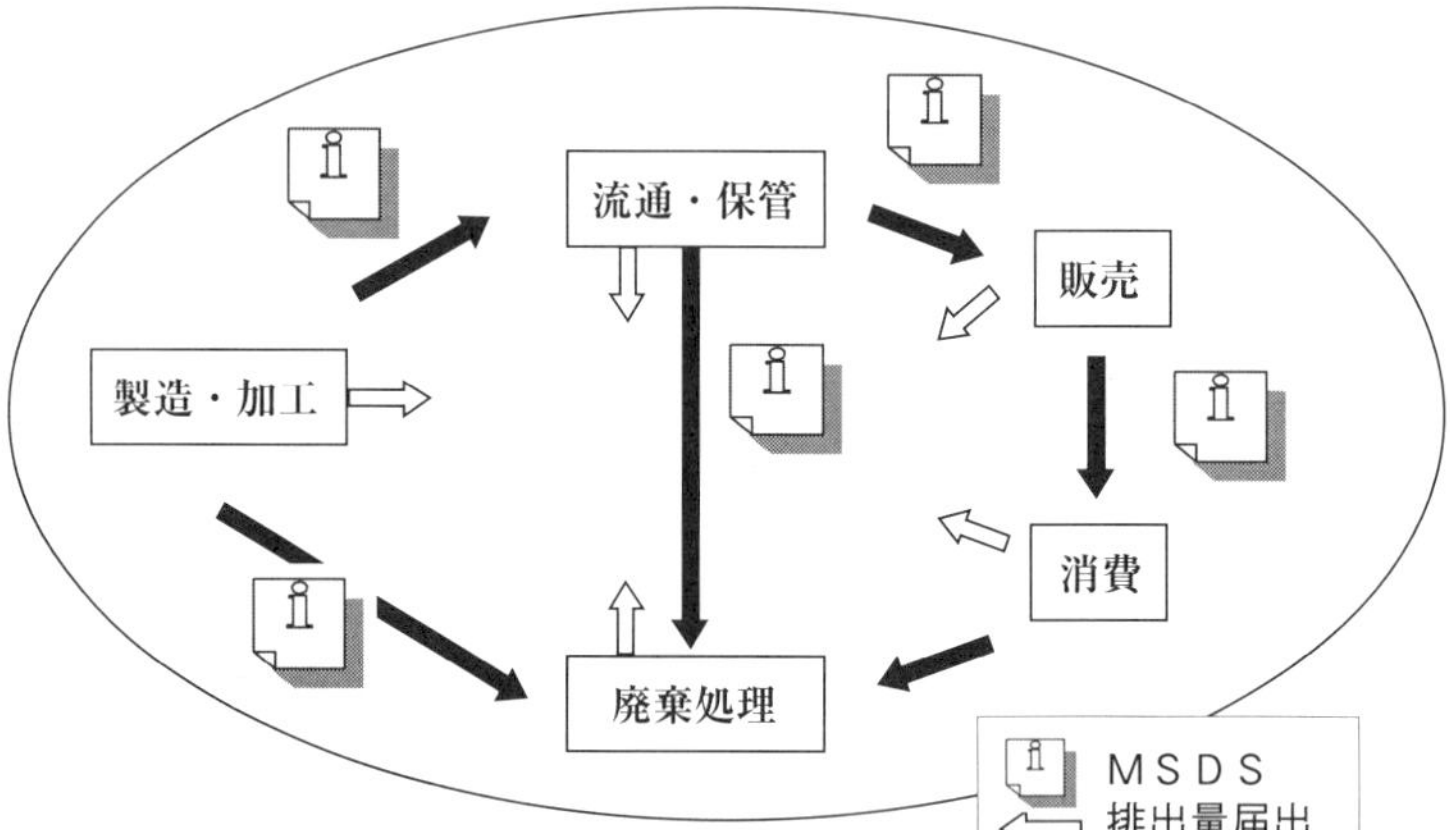

図14　化管法の概要
化学物質のリスク管理のために行政がとった最近の法規制．2000年度に施行されたのは化管法（PRTR法）で，下図に示したように製造・加工業者，流通業者，廃棄物処理業者，販売業者，消費者は第1種指定化学物質について安全性情報をデータシート（MSDS）として通知するとともに，毎年それらの環境放出量を届け出ることになっている．

る。この認証を受けている企業団体数は、世界中で日本が断然トップである[18]。それゆえ、日本の企業などの環境意識は高く、もっとも環境問題に取り組んでいるともいえる。しかし、一部の企業にとって、とくに輸出企業にとっては輸出先の信頼性を得るという意図も見え見えのところもあり、手放しで自慢できるわけではない[19]。

　リスクコミュニケーション[20]も行政や企業にとっては重要な行動である。これは情報公開という問題とも関連し、今後日本では力を入れるべき課題でもある。とくにＩＴ革命といわれていることもあり、マスメディアだけではなく、インターネットなどを十分に活用することが必要だろう。行政や企業団体などのホームページでは、化学物質のリスクアセスメントに関する情報や毒性データベースが公開されている[21]。

(18) 登録数上位国（一九九九年十二月現在）

日本	二六四一
ドイツ	一四六〇
英国	一〇一四
スエーデン	八五〇
台湾	六一一
米国	五七〇
オランダ	五三〇
韓国	四六三
スイス	四一三
フランス	四〇四

(19) 数年毎に認証の見直しが行われる予定なので、そのときに大幅減とならないことを期待している。

(20) リスク評価の結果を関係者に伝え、相互理解を図ることをいう。

(21) 用語解説「インターネット」の項に、ホームページのアドレスを挙げたので、活用していただきたい。

第九章　私たちにできること

化学物質のリスクアセスメントには、私たちが知識と意識をもつことが大切である。

一　知識

知識としては、いろいろな物質の物理・化学・生物学的な性質に関するものが第一であろう。これらは講義や本を通じて得ることが基本である。化学物質を開発する場合は、さらにその製品に混じってくる副産物や不純物、流通や貯蔵中での変化物、さらに廃棄処理によって生じる生成物などの知識も必要であるし、それらのリスクを予測する能力も必要である。当然、ヒトを含めた環境生態系に関する知識も大事である。すなわち、健康リスクや環境リスクに関する知識と定量的な考え方である。とくに、内分泌撹乱化学物質(1)に関しては、物

(1) 環境ホルモンとも呼ばれる。用語解説「内分泌撹乱化学物質」を参照。

(2) 女性ホルモンのこと。

質の種類も、顕れてくる「どく」作用の種類も多く、正確な広い知識が必要になってくる。

知識は経験だともいえ、それにより安全係数や「どく」作用と「くすり」作用の大きさが左右される。つまり、知識はリスクを評価するときに重要な因子となる。たとえば、日本人は水銀のリスクを非常に大きく考えているが、これは水俣病という経験をもっているからであろう。内分泌撹乱物質に関しては、大豆などにはかなり強力なエストロゲン②様成分が含まれているが、食品として食べてきたという経験があるので、リスクを低く見ることにそれほど抵抗はないだろう。しかし、これらも正確な知識としては、前者の例では金属水銀ではなくメチル水銀であり、それらの毒性には天地の差がある。後の例についても一九四〇年代のこと、植物エストロゲンを含んだクローバーを食べたヒツジに流産や死産が多発したという事実がある。

さらに一般的には、人工合成化学物質は毒性が高

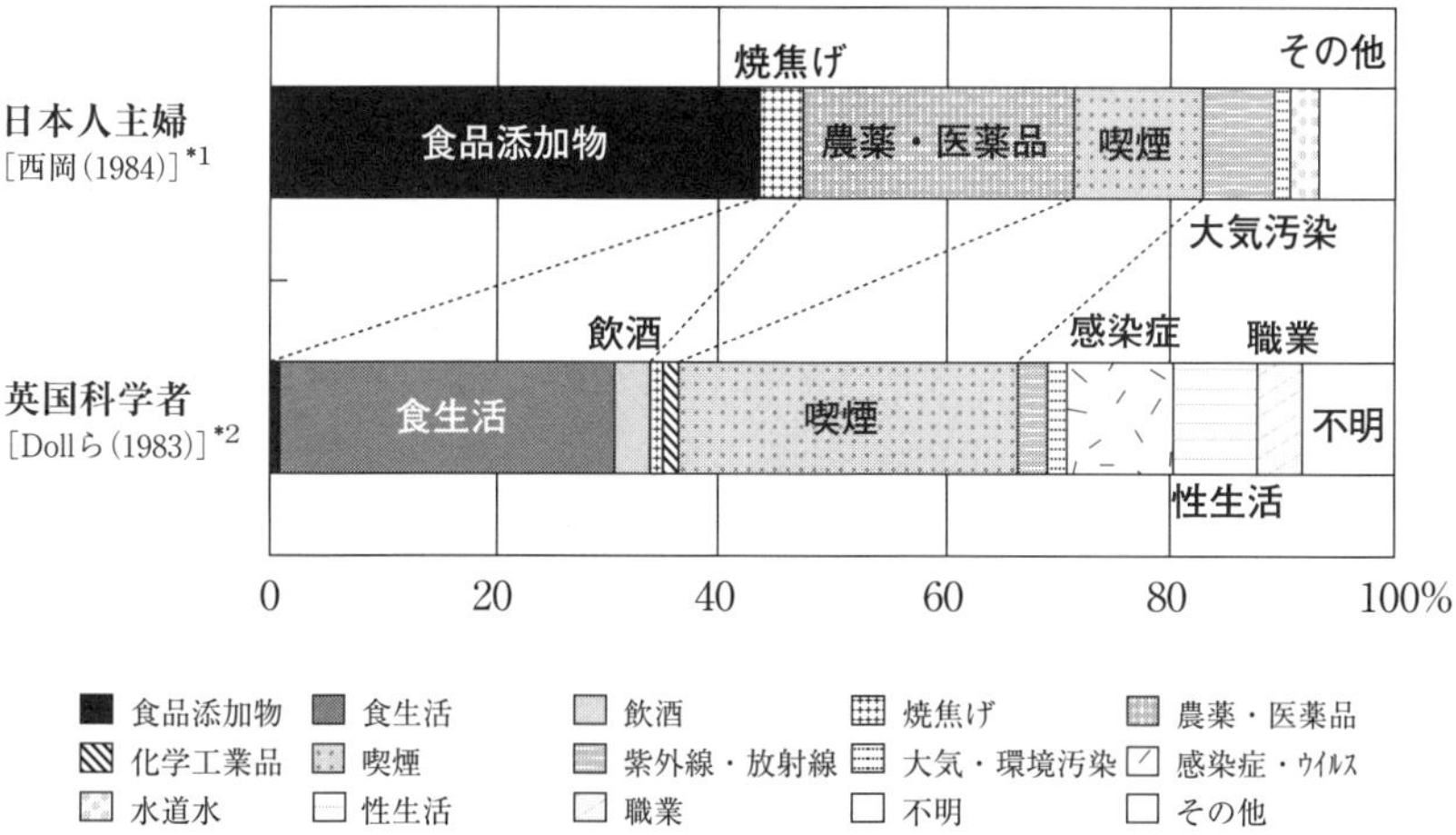

図15　がんの原因は？

日本の主婦と英国の科学者に同様の質問をしたときの回答の比較．食品添加物や農薬に大きな差があることがわかる．もちろん，科学者の方が正しい知識をもっていることはいうまでもないだろう．

*1：「新しい発がんメカニズムと評価」，林・黒木（編）．

*2：*Nature*，303，648（1983）．

く、環境汚染をひき起こす、つまり「どく」作用が大きいが、天然物質は安全で環境汚染もひき起こさない、つまり「どく」作用が小さいと感じていることである。これも必ずしも正しくはない。[3] 天然物でもフグや毒きのこなどは有毒成分を含んでいることはもちろん、ワラビやフキノトウに発がん性成分が含まれていることもすでに知られていることである。植物エストロゲンの例は前に述べたとおりである。漢方薬でも副作用の報告がある。

極論するならば、最初に書いたように、量を摂り過ぎるとどんな物質でも「どく」作用を表すのである。食塩の摂り過ぎは高血圧症をひき起こすし、お米でさえ摂り過ぎは肥満につながる。環境汚染に関しても同様である。ヘドロの主成分のひとつは木材のセルロース成分（パルプ）であり、海域の富栄養化がひき起こす赤潮の原因のひとつは窒素やリンを含んだ有機肥料である。つまり、定量的な考え方に関する正確な知識が正しいリスクアセスメントに必要なのである。

これらの知識の獲得には、大学などの教育機関とともに、マスメディアの果たす役割が非常に大きい。これについて、社会面の記者の定量的な知識が気になることがある。報道価値という点と紙面の関係からやむを得ないことかもしれないが、見出しに定性的な表現が多く使われているのである。「○○が△△ｐｐｍ検出」と量的な数字が載った見出しの場合でも、単位の正確な説明がな

（3）四〇頁一四行目から四二頁一行目を参照。

いことがあるので注意して読む必要がある。[4] 行政や企業による情報の公開は私たちの知識源の大きな部分を占め、行政や企業にとっても信頼性に直結する。この点においても、マスメディアの果たす役割は非常に大きいことはいうまでもない。

最近ではインターネットを活用して種々の非政府組織（NGO）や非営利組織（NPO）が調査した結果を見たり、直接、行政や企業のホームページをのぞくこともできる。これも正確な知識の獲得には有効である。もちろん、この場合も化学物質や環境生態系に関する基礎知識が要る。内分泌撹乱化学物質が重大な関心を呼んでいるのは、不明な点が多いうえ、作用メカニズムが複雑で理解困難なため、とくに不安を覚えるからであろう。知識の差、言い換えれば、経験の差が対処法やリスクレベルの差となって顕れることになるからである。図14は英国の科学者と日本の主婦にがんの原因についてアンケート調査をした結果である。科学者は最大の原因を食生活[5]と考え、食品添加物に関しては数％としか考えていないのに対し、日本の主婦の三〇％以上は食品添加物がおもな原因であると思っている。正解は科学者の方である。このギャップは、食品添加物のリスクアセスメントのさいに大きな差として現れることになる。

リクアセスメントでは、実際上も、定量的に考えてみざるを得ないだろう。現在では定性的な考え方は非現実的である。化学物質がないとすると、地球上

（4）具体的には、濃度には重量／重量、重量／容積、容積／容積の場合がある。用語解説「濃度」を参照。

（5）飽和脂肪酸の多い、繊維分の少ない食事など。

には飢餓のために生きていけない人が半数以上になり、快適な暮らしをし、健康を維持できる人はその残りの一％をはるかに下回る数となるのは間違いのないところである。

量的に比べるとき、注意してほしいことがある。環境中の濃度や安全量の単位である。たとえば、ダイオキシンについて、母乳中の濃度が一〇ピコグラム／グラム脂肪、あるいは安全量が四ピコグラム／キログラム／日という値が出されている。それらの前部分（一〇あるいは四ピコグラム）を理解している人も多くないが、後半部分の単位まで正確に知っている人は非常に少ないと思われる。(6) 説明するならば、前者の一〇ピコグラムというのは母乳中の脂肪中の濃度であり、全母乳中の濃度に換算するとその二五〜三〇分の一となる。安全量は体重当たりの量であるから、体重五〇キログラムの人は五十倍、すなわち二五〇ピコグラムを毎日一生摂取し続けても有害作用が顕れない量、ということである。

（6）用語解説「濃度」を参照。

二　意　識

「意識」とは、ある行動を私たちがとるとき、その駆動力になるものと筆者は考える。頭ではわかっていてもどうしても実行できない、ということがある。たとえば、筆者は喫煙のリスクに関する知識は十分もっているはずなのに、なかなか禁煙が実行できなかった。これは筆者の意識が低かったからである。最近まで化学物質のリスク問題の対象となってきた発がん物質や催奇形性物質などは、その「どく」作用が個人の生死に直結するものであり、比較的意識として定着しやすかったのに対し、内分泌攪乱化学物質のリスクは健康リスクというよりは生物種の絶滅という環境リスクの方が重要であり、個人あるいは個体の死ではなく、集団の死として長期間かけて子孫に現れるので、それを意識することは非常に困難である。また、ダイオキシンの場合、人類が「くすり」作用を意図してつくり出した物質ではなく、焼却といった行為によって非意図的に生成する物質である。第七章第四節「リスク評価」で触れたように、リスク指数の高い、緊急対策を必要とする物質である。その当面の対策は、焼却炉の改良・新設とゴミの分別回収である。前者は莫大な費用と時間が要るが、後者は私たちの意識があれば十分行える。先日、ゴミの分別回収にかかる費用が非常に大きいので、いくつかの自治体では実際には実施困難であるとの新聞報道があったが、水俣市では市民ボランティアの力も借りて三二種類に分別して回収している。これは水俣市民の意識が高いことによってなし得ていることはいうまでもないだろう。

環境問題の解決には、ヒトも「宇宙船地球号」の一乗組員だという意識をもつことが大切である。

おわりに

化学物質のリスクアセスメントは、「くすり」作用と「どく」作用を量的に比較して評価することです。すなわち、リスクを下げるためには、「くすり」作用のより大きい（健康リスクと環境リスクの小さい）物質を使い、「どく」作用（暴露量、環境濃度）をできるだけ低くすることです。具体的には、「くすり」作用を大きくするには、通常は、企業の努力による新しい代替製品の開発がもとになるでしょうが、その情報を私たちが知り、製品の購入のさいに役立たせることも大事です。つまり、この会社はライフサイクル・アセスメント（LCA）[1]をして商品を開発して販売しているか、レスポンシブル・ケア運動を行い、さらにはISO一四〇〇〇シリーズ[2]の認証を受けているか、などといった知識が参考になります。そして、意識があればそのような環境にやさしい商品ならば、少々使い勝手が悪くても多少値段が高くても買う行動になるはずです。これをグリーン購入・調達といい、個人ではなく企業や団体でも行っているとこ

（1）開発からリサイクル・廃棄にいたる全プロセスにおけるリスクアセスメント。用語解説「ライフサイクルアセスメント」を参照。

（2）用語解説「国際標準化機構」を参照。

ろもあります。そして、私たちは自己防衛機構を最大限に発揮できるように、常に健康に気をつけるべきです。これにより、私たち個人の抵抗性が高くなります。すなわち個人の安全量、つまり「くすり」作用が大きくなるわけです。

また、環境濃度の低下につながる行動をとりたい。まず、環境をグリーンに保つ努力をすることです。これは環境がもっている化学物質を分解する能力（自浄作用）が十分に発揮されることを意味し、環境濃度がより早く低下し、「どく」作用が小さくなるからです。そして、ふだんの生活においては、「3Rを心がけることである」です。3Rというのは、「Reuse：再利用」、すなわちお父さんの服を子供が、兄のものを弟が着る、というふうなことです。二つ目は「Recycle：リサイクル」。リサイクルというのは、資源を繰り返し使う。もし毛糸のセーターだったら、毛糸に戻してマフラーに編み直して使うということです。日本でいうリサイクルショップは正確にはリユースショップです。それ

表9　リスク意識簡易評価表

あなたのリスク意識は何点？　　合格≧60点（満点：100点）

生活パターン	実行度		
	いつも	ときどき	ことがある
早寝早起きに心がけている	7	4	1
マイカーを避けて公共交通機関を利用している	8	4	1
服等で体温を調節して冷暖房を控えている	8	4	1
古着や中古品をできるだけ回して使っている	8	6	2
油を拭き取ってから皿を洗っている	5	3	1
食器は薄めた洗剤で洗っている	5	3	1
新聞・雑誌をリサイクルに出している	5	3	1
成分を確かめてから商品を買っている	10	7	3
成分の毒性が気になる	8	5	2
加工食品に添加されている成分を確かめている	10	7	2
買った商品の作り方や廃棄法が気になる	6	4	2
薬の効能について薬剤師に質問するようにしている	10	7	3
成分の濃度や重さの単位まで確かめる	10	7	3

高月教授の環境配慮簡易テストを参考に作成

からもう一つのRは「Reduce：節約」、つまり使う量を少なくしようということです。これらはすべて「どく」作用の低下につながるからです。表9は、自分のリスクに対する意識を自己評価するために参考にしたものです。この表で60点以上とれれば合格です。

こういった知識と意識をもっていることが、うまく化学物質と付き合う方法です。そして、大学ではこのような知識と意識をもった人材育成ができれば理想的です。とくに、全ライフサイクルにおける定量的なリスクアセスメントに関する知識（考え方）と、ヒトも地球生態系の一員であるという意識も重要です。そして、この本がそのための一助になれればと筆者は願っています。

参考図書

中西準子著『環境リスク学　不安の海の羅針盤』（日本評論社、二〇〇四）。

日本薬学会編　中室克彦・上野仁著『水は健康を育む』（丸善、二〇〇三）。

坂井伸一著『ゴミと化学物質』（岩波新書、二〇〇三）。

西川洋三著『環境ホルモン　人身を「攪乱」した物質』（日本評論社、二〇〇三）。

安井至著『環境と健康　誤解・常識・非常識』（丸善、二〇〇二）。

田村昌三監修『安全の百科事典』（丸善、二〇〇二）。

御園生誠・村橋俊一著『グリーンケミストリー――持続的社会のための化学』（講談社、二〇〇一）。

西野敦、他著『抗菌剤の化学』（工業調査会、一九九九）。

宮西正宜・畑田耕一編『科学技術と人間のかかわりⅡ』（大阪大学出版会、二〇〇一）。

宮田秀明著『ダイオキシン汚染』（合同出版、一九九八）。

栗原紀夫著『豊かさと環境』（化学同人、一九九七）。

古賀実・篠原亮太・松野康二訳、S・F・ザクツェウスキー著『入門環境汚染のトキシコロジー』（化学同人、一九九五）。

用語解説

化学の話は一般の人には馴染みのないことばが次つぎに出てくる。微生物ということになるとなおさらである。一つひとつのことば（専門用語であれ化合物名であれ）にとらわれていると、全体の論旨やストーリーといったものが頭から抜け落ちてしまうことがある。

一方、書き手に対しては、内容に正確性や厳密性が求められる。

『大阪大学新世紀セミナー』では、ストーリーと正確さなどを調和させるため、脚注欄を設け、一般読者が親しく読みやすくなるような便宜を図っているのは大きな見識であり、書き手も少しは筆が走り易い。

この「用語解説」を章末にもってきたのは、ストーリーのなかでいちいち定義や解説をしていると、流れをつかみにくくなるのを避けるためである。理解のためのいっそうの補助的役割を果たすだろう。

新聞などを読むうえでも参考になればと思い、脚注とは別にまとめた。読者諸氏の便宜になれば幸いである。

◆あ行

・安全係数：ＳＦ（Safety Factor）

健康リスクの大きさ、「くすり」作用は、ヒトに対する疫学研究があればそれを用いるが、通常は動物試験の結果から推定して求める。そのさい、安全量、ヒトに対する耐容一日摂取量（ＴＤＩ）を無影響量（ＮＯＥＬ）からを算出するときに用いられる係数が安全係数である。内容的には代謝や吸収・排泄速度などに起因する動物とヒトとの感受性の差（種差）と個体差が主である。[1] 通常、それぞれ一〇、併せて一〇〇が用いられている。さらに、「どく」作用の種類に応じて二から五が用いられ、またＮＯＥＬの代

（1）動物試験にはできるるだけ個体差が少なくなるように、遺伝的に均一な純系の動物（純系動物）が用いられている。

わりに最小影響用量（ＬＯＥＬ）や最小悪影響用量（ＬＯＡＥＬ）を用いるときはその試験の投与量の公比（二から一〇）が用いられている。また低用量・低濃度域における測定誤差やバラツキを考慮するために用いられることもある。

なお、不確実係数（UF; Uncertainty Factor）は実験データのばらつきを重視するが、ほぼ同義である。

一方、環境リスクでは、種差や個体差は考慮せず、現在のところデータの種類（たとえば、急性毒性か、慢性毒性か）と数（たとえば、少なくとも藻類、ミジンコ、魚類のうち、いくつデータがあるか）によって一〇、〇〇〇程度までの係数が推奨されている。このような大きな値を用いることにより、環境リスクの「くすり」作用に関するデータの取得を促す効果が期待できるからである。言い換えれば、環境リスクに関するデータが非常に少ない現状を示すものである。

・アジェンダ21：Agenda 21

地球環境サミット[2]での「環境と開発に関するリオ宣言」を受けて二十一世紀に向けて持続可能な開発を実現するために実施すべき具体的行動を定めたものである。内容は①社会的経済的要素、②開発目的の資金の保全と管理、③主要な社会構成員の役割の強化、④実施手段の四部からなっている。国別に行動計画を策定することになっており、日本では「アジェンダ21行動計画」を一九九三年十二月に策定した。

・異性体：Isomer

有機化学物質において、同じ分子式でありながら構造が異なるものをいう。構造が異なるということは、その物質の性状が異なることを意味する。たとえば、四塩化ダイオキシンには二二種類の異性体があり、毒性のほとんどないものから、非常に毒性の強いもの（2,3,7,8-T_4CDD）まである。

（２）「地球環境サミット」を参照。

・遺伝毒性：Genotoxicity

遺伝子に損傷を与えるような毒性をいう。具体的には発がん性や催奇形性などである。イニシエーターと呼ばれる発がん性物質の一部は遺伝子に変異を起こし、催奇形性物質は胎児期に遺伝子に作用して流産・死産や奇形、機能障害をひき起こす。

・インターネット：Internet

化学物質の毒性情報や法規制などリスクアセスメントに関係する主な公的なインターネットホームページのアドレスを以下に示す。これらの中には検索機能をもったデータベースを含むものもあり、また、多くは関係するウェブサイトにもリンクしているので、これらの活用はもっとも便利な情報収集手段である。ただし、情報、とくに毒性情報を評価するにはかなりの専門的な知識が必要なこともある。

・化学物質評価研究機構（http://www.cerij.or.jp/）
・神奈川県環境科学センター（http://www.fsinet.or.jp/~k-center/）
・環境省 EICネット（http://www.eic.or.jp/）
・経済産業省（http://www.meti.go.jp/）
・厚生労働省（http://www.mhiw.go.jp/）
・国立医薬品食品衛生研究所（http://www.nihs.go.jp/index-j.html）
・国立環境研究所（http://www.nies.go.jp/index-j.html）
・製品評価技術基盤機構（http://www.safe.nite.go.jp/）
・石油化学工業協会ＪＰＣＡ（http://www.jpca.or.jp/index.html）
・東京都衛生局（http://www.tokyo-eiken.go.jp/index-j.html）
・日本環境測定分析協会（http://www.jemca.or.jp/）
・新エネルギー財団（http://www.nef.or.jp/）

・日本レスポンシブル・ケア協議会（http://www.jcia-net.or.jp/frcc/index.html）
・日本化学工業協会（http://www.jcia-net.or.jp/）
・福井県環境科学センター　みどりネット（http://www.erc.pref.fukui.jp/）

・エームス試験：Ames Test

化学物質の発がん性を短時間で推測する簡便試験法のひとつ。米国のエームス博士によって開発された。発がん物質の多くが突然変異原性をもっていることをもとづき、変異が起こると増殖するような細菌を用いる。具体的には、アミノ酸のひとつであるヒスチジンがないと増殖できず、遺伝子が損傷されるとヒスチジンなしでも増殖できるような性質をもたせたサルモネラ菌と大腸菌の変異株を用い、テスト物質と接触させたのちにヒスチジンの入っていない栄養培地上での生菌数を測定する。これらの菌株は遺伝子損傷の修復機構を欠損させているので検出感度が高く、遺伝子変異の仕方で二種類の系統の菌株が使われている。現在では多くの変法も考案され、発がん性物質の六〇～七〇％が陽性とされている。これにより焼け焦げ成分など多くの発がん物質が発見された。エームス試験は発がん性試験そのものではないが、一二日程度で結果を出すことができるので、現在では多くの化学物質規制法でその試験が要求されている。

・エストロゲン[3]：Estrogen

女性ホルモン（発情ホルモン）の総称[4]。主として卵巣（卵胞）と胎盤で生合成され、女性の第二次性徴をひき起こす。代表的なホルモンはエストラジオール（17β-Estradiol）で、ヒトも魚もワニも同じ物質である。血液中の濃度は月経周期や産卵周期とともに変化し、肝臓で代謝を受け、代謝体[5]や抱合体[6]となり、尿中に排泄される。したがって、河川水などからはエストラジールだけではなく、これらの代謝産物も検出される。なお、エストロゲン作用をもつ化学物質は、前立腺がん防止薬や更年期障害軽減剤、排卵を抑

（3）「内分泌撹乱化学物質」を参照。
（4）男性ホルモンはアンドロゲンと呼ばれる。
（5）エストロン、エストリオールなど。
（6）グルクロン酸や硫酸と結合して水溶性となった化合物。

制することから避妊薬や流産防止（妊娠持続）薬、また、抗エストロゲン作用を示す物質は乳がん防止薬などの医薬品として開発されている。

◆か行

・**化学物質安全性シート：MSDS（Material Safety Data Sheet）**

毒性情報などを記載したシートである。これには、ひとつひとつの化学物質について各種の毒性情報のほか、水に溶けやすいとか、ある条件では自然発火や爆発するといった物理化学的性状が簡単にまとめられている。全項目について完成している物質はそれほど多くはないが、化管法の施行とともに今後充実してくることが期待される。世の中に出回っている重要な物質、たとえば化管法の対象物質に関する情報はインターネットでも公開されているので、業者でなくても入手できる。もちろん、それらの意味がわかる知識をもっていることが必須である。なお、運搬や貯蔵中に事故が起きたときの緊急連絡先や応急処置などを書いてあるカードも、日本化学工業協会が中心となって作成されつつある。黄色の紙に印刷されているためイエローシートあるいはイエローカードと呼ばれてる。

・**環境ホルモン**（Endocrine Disruptor; ED）→「内分泌撹乱化学物質」を見よ。

・**感作性：Sensitization**

生物は、外から侵入する微生物などに対する自己防御機構として、免疫系をもっている。その機構は自分の成分と違う物質が体内に入ってきたとき、それを見分けてそれを攻撃する抗体といわれるタンパク質をつくることである。しかし、ある種の化学物質に複数回さらされると、このような反応を過剰に起こすことがある。そのような作用を感作性といい、強さは暴露経験の差を含めた個人差があり、アレルギー性疾患（花粉症、化学物質過敏症、シックハウス症、など）と密接に関係する毒性である。

・急性毒性（短期毒性）：Acute Toxicity

通常一回または一日暴露によって起こる毒性[7]。

・構造活性相関：ＳＡＲ（Structure-Activity Relationship）

化学物質の構造とその物理化学的性状（沸点、水溶性、など）とその作用（毒性、薬効、生物濃縮性、など）の関係を調べ、構造から後者の性質を予測する研究領域である。とくに定量的に行うものは定量的構造活性相関（QSAR; Quantitative Structure-Activity Relationship）と呼ばれ、コンピュータの性能向上もあり、精力的に研究が進められている。化学構造から性状を予測する研究はもちろん、作用機構に関する研究成果とも密接に関係し、化学物質のリスクアセスメント研究における重要な課題である。

◆さ行

・催奇形性：Teratogenicity

生殖・発生毒性のひとつで、第二世代（子供）に奇形をひき起こす「どく」作用。代表的な物質はダイオキシンである。米軍がベトナム戦争で使用した枯葉剤の不純物としてＴＣＤＤが含まれており、多くの奇形児が生まれたことはよく知られている。サリドマイド（催眠薬）も四肢に奇形を生じた悲惨な例である。

・最小（悪）影響量：ＬＯ（Ａ）ＥＬ（Lowest Observed (Adverse) Effect Level）

ＬＯＥＬは影響が顕す最小用量で、ＬＯＡＥＬは影響が「どく」作用の場合に用いる。また一段階低い用量がＮＯ（Ａ）ＥＬである。

・刺激性（皮膚、眼）：Irritancy

急性一般毒性のひとつで、皮膚や眼、とくに粘膜を刺激する性質をいう。このような毒性を示す化学物質を取り扱う作業者にとっては重要な毒性といえる。試験は眼や皮膚にテスト物質を滴下したり、塗布したりして充血や発赤などを観察することにより行う。

（7）「半数致死量」「慢性毒性」を参照。

もっとも激しいものを腐食性という。

・実質安全量：ＶＳＤ（Virtually Safety Dose）

用量・反応曲線を描くとき、実験的にも理論的にも閾値（ＮＯＥＬ）が求められないことがある。たとえば、不可逆的な遺伝子損傷をもたらす放射性物質や発がん性物質などである。このような物質の場合に、その反応のリスクが10^{-4}～10^{-8}となるような値を統計学的に求め、ＶＳＤと表し、安全量として用いられる。なお、ＶＳＤを求める際に用いるモデル式がいくつか提案されており、どれを用いるかによってＶＳＤの値がかなり異なることがある。これを解消するため、実験値を重視して回帰曲線を求め、その九五％下限信頼曲線の一〇％値をBMD_{10}（10% Bench Mark Dose）として求め、ＶＳＤの代わりに用いる方法も提案されている。

・植物エストロゲン[8]：Phytoestrogen

動物に対してエストロゲン作用を示す植物成分で、一九四〇年代にオーストラリアでクローバを食べたヒツジに流産や死産が多発したことから、知られるようになった。主にマメ科植物から十数類のイソフラボン誘導体が単離されている[9]。したがって、東洋人が食べている大豆食品(豆腐、みそ、しょう油、納豆など)にも含まれている。なお、植物ホルモンは植物自体の形態形成や生長を調節する天然および人工の化学物質をいい、植物エストロゲンとは物質も性状もまったく違う。

・生態影響試験

化審法などの規制法では環境リスクを評価するために実施する試験法で、最低生物ピラミッドの三つの生物相の代表生物を用いた藻類成長試験、ミジンコ急性遊泳阻害試験、魚類急性毒性試験の三種類の試験が課せられている。他に、試験生物として鳥類、ミミズ、昆虫、爬虫類、微生物（活性汚泥や発光細菌）などを用いた試験法も知られている。

(8)「内分泌撹乱化学物質」「エストロゲン」を参照。

(9) ゲニステイン、クメステロール、ダイゼインなど。

(10) 海外あるいは行政的にはＰＣＤＤとＰＣＤＦのみを指すこともある。

(11)「毒性換算係数（ＴＥＦ）」を参照。

◆た行

・**耐容一日摂取量：TDI（Tolerable Daily Intake）**

この量までならば毎日一生涯摂取あるいは暴露し続けても影響が顕れない化学物質の安全量のこと。通常、無影響量（NOEL）あるいは無悪影響量（NOAEL）を安全係数で除して求める。たとえば、もっとも毒性の高いダイオキシンのTDIは日本では4pg/kg/dayとされているが、これはアカゲザルに投与した実験から計算されたものである。なお、食品添加物に対しては許容一日摂取量（ADI; Acceptable Daily Intake）が使われるが、意味や求め方は同じである。

・**ダイオキシン類：Dioxins**

広義のダイオキシンをいう。同じ内容の毒性を示す三種類のポリ塩化化合物、PCDDとPCDFとコプラナーPCBを指す[10]。付図1に一般構造式を示したが、塩素をもつベンゼン環二個が炭素−酸素−炭素（C-O-C）結合あるいは炭素−炭素（C-C）結合により結合した構造をもつ。それぞれも塩素の数が一定ではなく、異性体も多く、単一物質ではなく、毒性も一般毒性だけではなく、発がん性、催奇形性、免疫毒性、生殖・発生毒性（内分泌撹乱性）などが知られており、その強さも大小である。そこで、総量を表すようなときには毒性換算係数（TEF）が用いられる[11]。付図2に、それぞれのグループうちで毒性の最も高い物質の化学構造をTEFととも

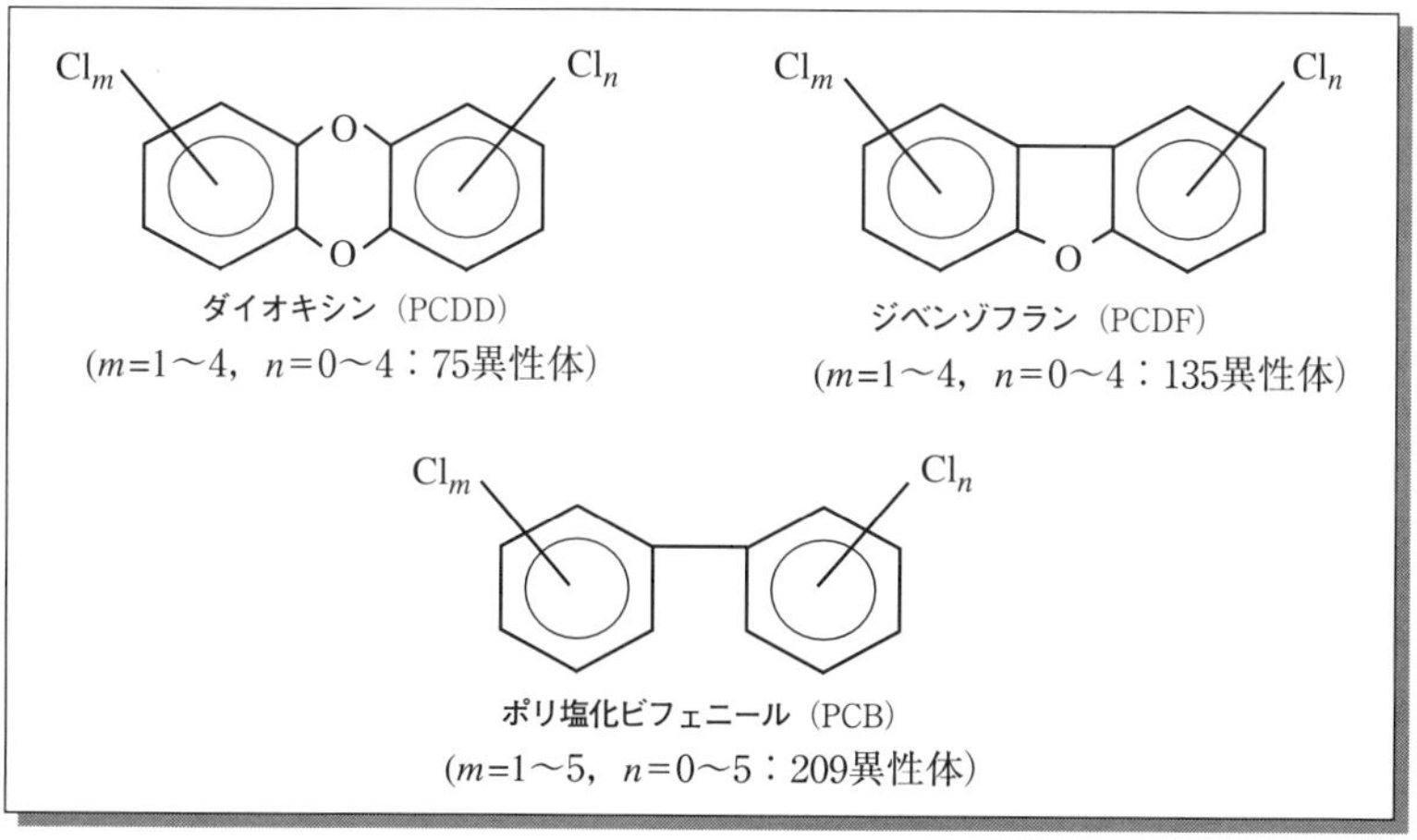

付図1　ダイオキシン類の一般化学構造

ダイオキシン類は類似の毒性をもつダイオキシン（PCDD），ジベンゾフラン（PCDF），コプラナーPCBの3種類の有機塩素化合物を指す．これらのうちPCDDとPCDFは都市ごみの焼却などによって非意図的に生成するので，行政上あるいは海外ではこれら2種類をダイオキシン類とすることもある．

に示した。

なお、ダイオキシン類は、ＰＣＢを除き、意図して製造・使用される化学物質ではなく、ほかの化学物質の製造や燃焼などに伴って生成される非意図的生成物である[12]。ごみ焼却炉の焼却灰の中からダイオキシン類が検出され、社会問題になっており、ごみ焼却施設などに対し、大気汚染防止法や廃棄物処理法に加えてダイオキシン類対策措置法により80ngTEQ/m^3を排出基準とするなどの規制が行われている。ただし、最近の研究では、土壌中のダイオキシン類の由来は焼却炉からの排出よりも昔使われていた農薬に不純物として含まれていたものの寄与率の方が大きいとされている。

・地球環境サミット：環境と開発に関する国連会議（United Nations Conference on Environment and Development）

一九九二年にブラジルのリオデジャネイロで開催され、約二〇〇カ国の政府首脳や民間団体が地球環境保全に関する国際協力について討議した。その結果、「持続可能な発展」が基本理念となり、地球環境を守るための憲法ともいえる「環境と開発に関するリオデジャネイロ宣言」がなされた。宣言を実行するための行動計画「アジェンダ21[13]」やさまざまな国際協定、条約が定められ、これを受けて世界各国で化学物質による環境汚染問題についての行政的処置や企業団体による自主管理行動が進められつつある。

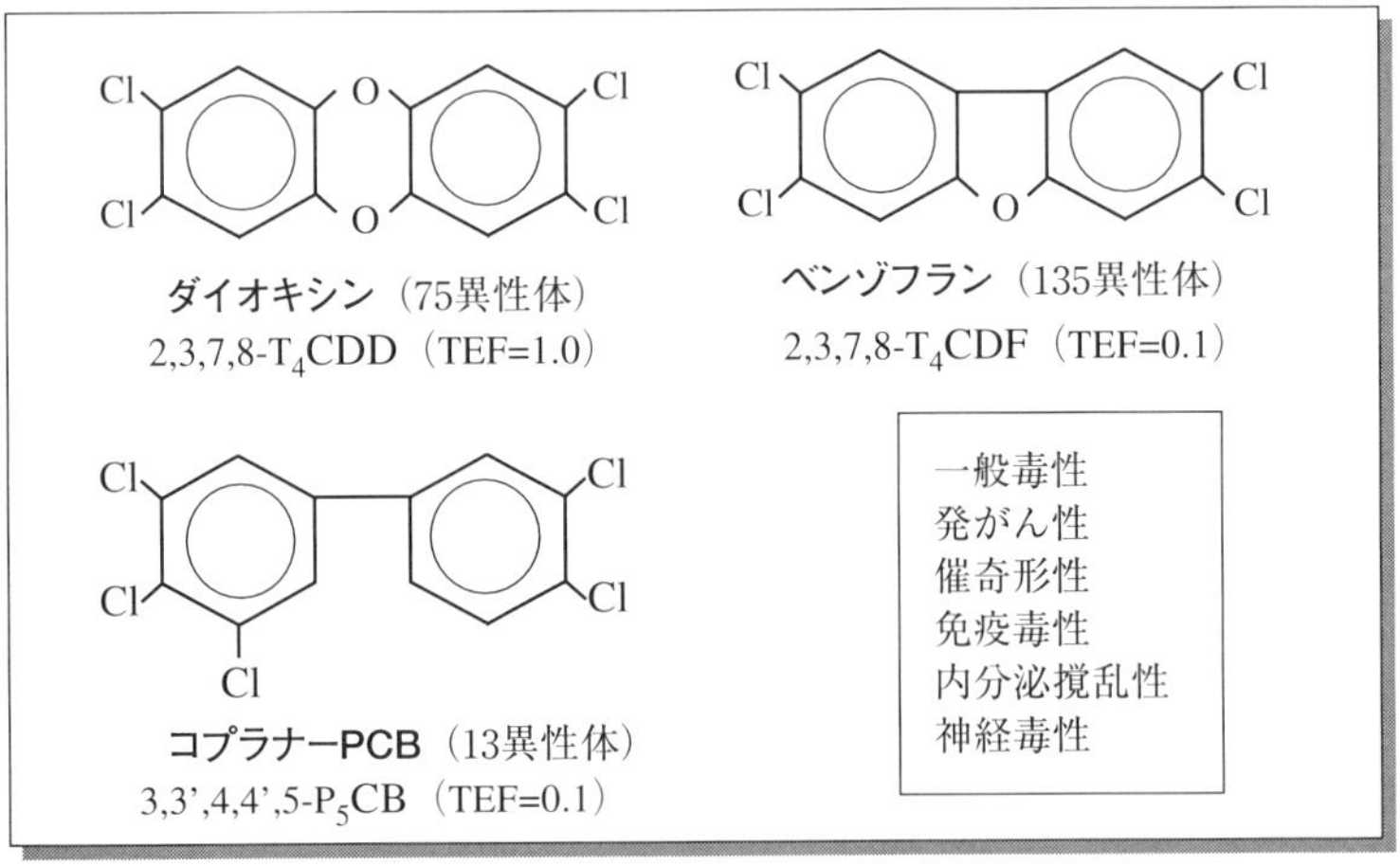

付図２　代表的なダイオキシン類の化学構造と毒性
ダイオキシン類の3種類の化合物も多くの異性体をもつ化合物の総称である．それらのグループの中でもっとも毒性の高い物質の化学構造を示す．毒性の強さは2,3,7,8-T_4CDD がもっとも高く，これを1.0としたときの相対的な値が毒性換算値（TEF）である．

・地球規模の環境問題：Global Pollution

現在、以下の九つの課題が、各国が協同して取り組むべき地球規模の環境問題とされている。これらには化学物質が原因や対象として深くかかわっている。

（1）オゾン層の破壊：フロンなどがオゾン層を破壊して地表に達する紫外線が増えるので、皮膚がんや遺伝子損傷の増加が心配されている。

（2）地球の温暖化：石油や石炭などの燃焼時に排出される二酸化炭素などの温室効果ガスが増加し、地球全体の平均温度が上がってきつつあり、南極や北極の氷山が溶け、海面の上昇や気候変動などが心配されている。

（3）熱帯雨林の減少：焼畑農業や薪炭材・建築材として森林が伐採され、熱帯雨林の面積は毎年日本の約四割（一五四〇万ヘクタール）ずつ減少しており、地球温暖化の一因ともなっている。

（4）有害廃棄物の越境移動：有害な排ガスや粉塵が気流に乗って遠距離移動することがあり、その場合には一地域や一国で対策を実施しても効果が低くなる。また、国内で処理する場所がない、高い費用が必要などの理由で廃棄物を国外へ移動することもあり、そのさい、不十分な処理や不法投棄などによりその国で深刻な環境汚染をひき起こすことが懸念されている。

（5）野生動物の減少：地球規模での環境破壊（森林破壊や水質汚濁など）や乱獲、食物不足などで、全野生動物の二五％が今後一〇年間の間に絶滅するといわれている。その結果、生物の多様性が失われ、生態系のバランスが崩れることが心配されている。

（6）海洋汚染：タンカーの事故などによる原油流出や廃棄物の海洋投棄などによって、海洋の自浄力を越える汚染の可能性がいわれている。

（7）砂漠化の進行：過剰な森林伐採や放牧、酸性雨による樹木の枯死、異常気象の

（12）「非意図的生成物」を参照。
（13）「アジェンダ21」を参照。

増加などで、地球上の陸地の約四分の一の地域で砂漠化が進んでいる。

（8）酸性雨：石炭や石油などの化石燃料を燃やすと、硫黄酸化物（SO_x）や窒素酸化物（NO_x）などが発生し、最終的に大気中で硫酸イオンや硝酸イオンに変化する。これらが水蒸気に取り込まれるとpHの低い酸性雨や酸性霧になる。工場の煙や自動車の排気ガスが主な原因である。酸性雨は、土壌の酸性化、樹木の枯死、湖沼の酸性化などをひき起こし、生態系に深刻な影響を与える。また、石造建築などの文化財産にも被害を与える。

（9）発展途上国の公害問題：急激な工業化により発展途上国を中心に大気汚染、水質汚濁などの公害が発生しているが、それを規制することはその国の発展を遅らせる結果となるので、先進国には技術的・経済的援助などが要求される。

・蓄積性試験

濃縮度試験ともいう。化学物質の環境動態に深く関与する性状として微生物による分解性と魚類への蓄積性があるが、後者を試験する方法である。生物濃縮（一五頁）参照。わが国の化審法では、コイやメダカを一定濃度の試験物質を入れた水中で魚体中濃度が平衡に達するまで（通常四週間）飼育し、魚体中濃度を飼育水中濃度で除した値を生物濃縮係数（BCF）として求める。排泄試験（試験物質を加えていない新しい飼育水中で飼う）を行い、吸収速度と排泄速度の定数から平衡濃度を計算し、BCFを求めることもできる。

・毒性換算係数：TEF（Toxicity Equivalency Factor）

同じ内容の「どく」作用を示す物質が多種類存在する時、総量を表すために基準物質に相当する量を計算するのに使用する係数である。たとえば、ダイオキシン類の場合は最も強い毒性を示す2,3,7,8-四塩化ジベンゾダイオキシン（T_4CDD）を1.0（基準物質）とすると、2,3,7,8-四塩化ジベンゾフラン（T_4CDF）と3,3',4,4',5-五塩化ビフェニール

（14）訳本は『奪われし未来』（長尾訳）であり、一九九七年秋に翔泳社から出版された。

（Co-P_5CB）はともに一〇分の一の毒性であるので、T_4CDFとCo-P_5CBのTEFは0.1となる（付図2）。つまり、1pgのT_4CDDと10pgのT_4CDFと10pgのCo-P_5CBはそれぞれ毒性としては同じ強さであり、その混合物の毒性は合計3pgのT_4CDDに相当するので、3pg TEQと表される。TEQはToxic Equivalentの略である。〈注：濃度を参照〉

◆な行

・内分泌撹乱化学物質：ED; Endocrine Disruptor

内分泌撹乱化学物質（以下、EDと略す）は「環境ホルモン」とも呼ばれている物質群である。EDが大きな環境問題として一般に知られるようになったのは、一九九六年春にコルボーン博士らによって出版された『Our Stolen Future』がきっかけである[14]。つまり、環境から検出される化学物質の中に内分泌系を乱す「どく」作用をもつ物質があり、最終的には生物種の絶滅を招くことを指摘したからである。

従来の毒性は暴露を受けた生物自身に現れ、最終的にはその個体の死で終わるのに対し、EDの「どく」作用は暴露を受けた個体自身にはほとんど現れず、子孫に影響が現れ、最終的にその種属の絶滅をもたらすという集団に対するリスクであり、いままで経験しなかった新し

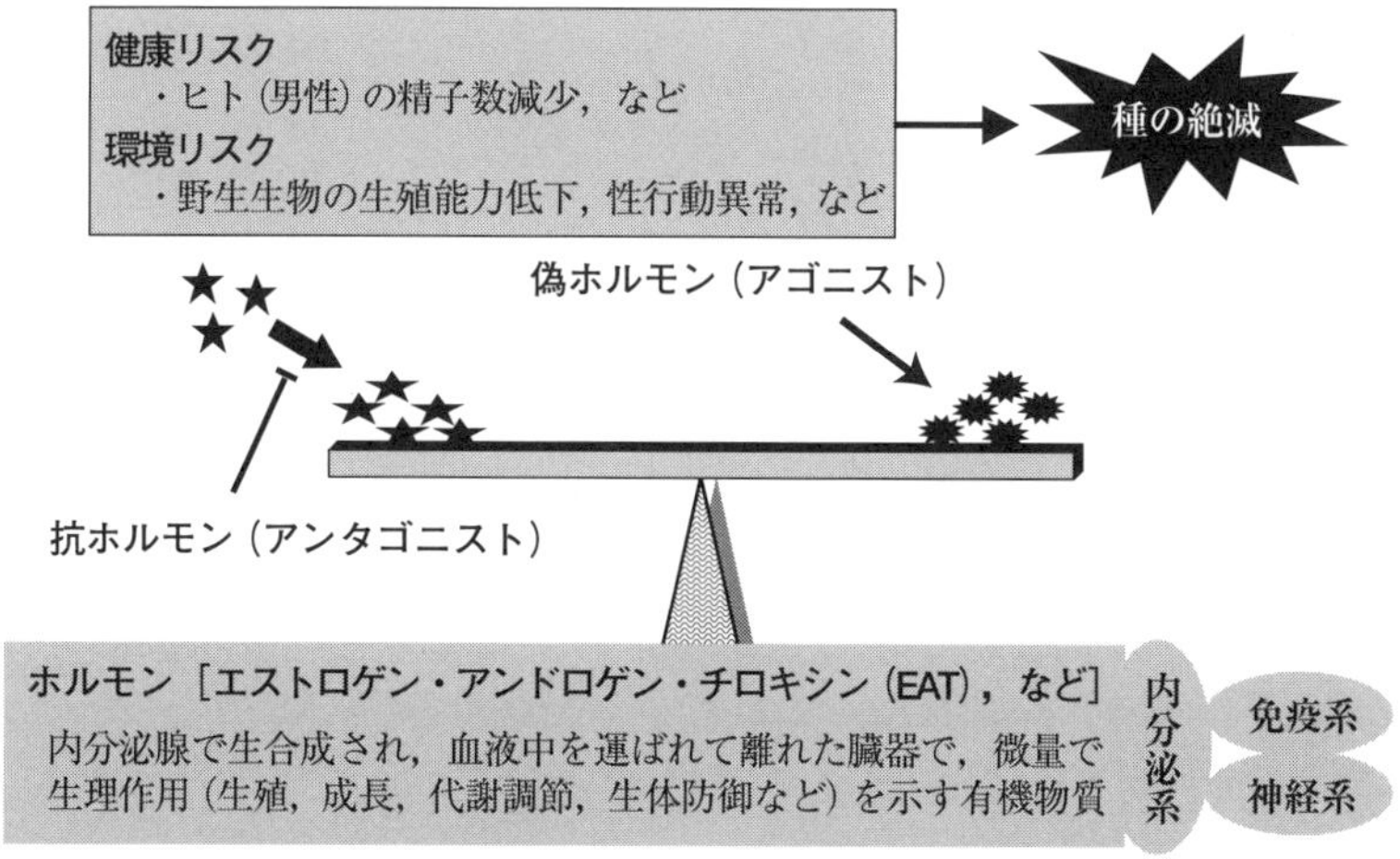

付図3　EDとホルモン

EDとは生物体内で内分泌系に影響を与え，最終的に生物種の絶滅という「どく」作用をもたらすような化学物質である．偽ホルモンあるいは抗ホルモンとして各種ホルモンの生合成，分泌・貯蔵，排泄・代謝，運搬，作用発現（ホルモン・レセプターとの結合，遺伝子発現）の過程に影響を与えるので，そのメカニズムは複雑であり，影響も多種多様である．

い毒性である。したがって、意識することも困難であり、従来の毒性試験では見逃していた可能性が高い（付図3）。

ＥＤが問題となっているのは、主として①いままでの毒性試験では見過ごされ、②対象となる物質が多種多様で、③機構が複雑でほとんど不明で、④影響が単一ではない、ことが理由である。つまり、「どく」作用が予測し難く、不明なことが多く、不安だということである。これらを解決するには多くの基礎研究が必要であり、それらの科学的な知見に基づいてリスクアセスメントを実施しなければならない。

ここではＥＤ問題の現状と課題を中心に、簡単に解説するが、詳しくは参考図書（1「科学技術と人間のかかわりⅡ」（大阪大学出版会）などの成書を参照していただきたい。

ＥＤ問題の現状と課題

健康リスク

精子数の減少など、ヒトでの影響については未確定であり、影響と環境汚染物質との因果関係についてはまったく不明である。ＥＤの象徴的な影響は、成人男性の精子濃度がこの五〇年間に半減したという報告である。ただし、この事実の真偽に関しても測定法の違いや地域差（人種差）の問題などがあり、現在、事実確認のために世界的な規模で疫学調査研究が進行中である。当然のことながら、たとえ事実であったとしても、その影響が環境汚染物質によるかどうかについてはまったく不明である。なお、ヒトに対して「クロ」物質と認められているのは一般化学物質ではなく、流産防止薬として三〇年程前に欧米で使われた医薬品のジエチルスチルベステロールのみである。

環境リスク

環境リスクについては、化学物質との因果関係まで確認されているのは数例であるが、多くの報告がある。付表1は野生生物への影響についての報告例をまとめたものである。

影響と化学物質の因果関係は影響がみられた動物の臓器やその動物の棲んでいた環境試料を化学分析したり、それらの物質を動物に投与したりすることにより確かめることができる。ただし、原因物質として認められているのは有機スズ化合物、有機塩素系農薬のＤＤＴ類、ＰＣＢ類程度である。

ＥＤ物質

動物試験で「クロ」物質として確認されているものは数種類であるが、一〇〇種類以上の物質が「灰色」物質として挙げられている。ＥＤ問題では、どのような物質がＥＤ作用をもっているのかを明らかにすることが緊急の課題である。つまり、ＥＤ物質のリストがあれば機器分析などによりその濃度をモニタリングすることもでき、製造・使用禁止や代替物質の開発などの対策も考えられるからである。「クロ」物質としてほぼ確認されているのはＰＣＢ類、ダイオキシン類、アルキルフェノール類、ビスフェノールＡ、ＤＤＴ類とその代謝産物、有機スズ化合物パラベン類程度で、大部分はまだ「灰色」物質である。

試験法

ＥＤ物質を確実にかつ迅速に評価する簡便な試験

付表1　野生生物への影響に関する報告

生　物		場　所	影　響	推定される原因物質
貝 類	イボニシ	日本の海岸	雄性化，固体数の減少	有機スズ化合物
魚 類	ニジマス	英国の河川	雌性化，固体数の減少	ノニルフェノール*
	ローチ†	英国の河川	雌雄同体化	ノニルフェノール*
	サケ	米国の五大湖	甲状腺過形成，個体数減少	不明
爬虫類	ワニ	米フロリダ州の湖	オスのペニスの矮小化，卵の孵化率低下，個体数減少	湖内に流入したDDT等有機塩素系農薬
鳥 類	カモメ	米国の五大湖	雌性化、甲状腺の腫瘍	DDT*，PCB*
	メリケンアジサシ	米国ミシガン湖	卵の孵化率の低下	DDT*，PCB*
哺乳類	アザラシ	オランダ	個体数の減少，免疫機能の低下	PCB
	シロイルカ	カナダ	個体数の減少，免疫機能の低下	PCB
	ピューマ	米国	精巣停留，精子数減少	不明
	ヒツジ	オーストラリア（1940年代）	死産の多発，奇形の発生（クローバ由来）	植物エストロゲン

*断定されず，†コイの一種
［出典：環境庁「外因性内分泌攪乱化学物質問題への環境庁の対応方針について」］

法はまだない。「クロ」物質と確認するためには、疫学調査で起こっている現象と化学物質との因果関係を調べるか、哺乳動物や魚類を用いた多世代にわたる生殖・発生試験を行う必要がある。しかし、これは長期間の厳密な研究となり、莫大な費用と労力が要る。そこで、短期間で比較的簡便に行える試験法が開発・考案されている。これらはスクリーニング試験と呼ばれ、通常一か月から数時間で行えるが、欠点も数多くある。最大の欠点は「シロ」物質を「クロ」物質、あるいは逆に評価することがある点である。現在まで新聞などで報道されている物質の多くはこのスクリーニング試験で「クロ」となった物質であり、必ずしも確認試験でも「クロ」になるとは限らない。ただし、「灰色」物質であったとしてもそのリストアップが重要であり、確認試験実施のための試験物質の順位付けという意義からもスクリーニング試験法の改良研究や試験・評価法について国際的な統一・協調が図られつつある。

「くすり」作用（安全量）

一般化学物質のED作用の強さはエストラジオールの千分の一以下である。

本来のエストロゲンであるエストラジオールはｐｐｔオーダーの血中濃度で作用を発現する[15]。現在確認されている限りでは、これに匹敵する強い作用を示すことが知られているのは医薬品のジエチルスチルベステロールやエチニルエストラジオールと船底塗料や魚網の防腐剤として使用されていたトリブチルスズなどの有機スズ化合物だけである。これら以外の一般化学物質ではエストラジオールの一〇〇〇倍以上の濃度が必要である。つまり、ED作用の強さはエストラジオールの一〇〇〇分の一以下だということである。ダイオキシンについてもEDとしての作用は同様だと考えられている。したがって、河川中からビスフェノールやアルキルフェノールがｐｐｂオーダーで検出されたとしても、同時にエストラジオールやその代謝産物がｐｐｔオーダーで検出されたならば、その河

(15)「エストロゲン」「濃度」を参照。

川で雄コイの精巣に異常がみられたとしても原因物質は不明ということになる。

しかし、EDの影響は多種多様であり、感受性が胎児期の一定時期に非常に高いこと、低用量域で用量・反応関係が逆転すること、複数物質で複合作用が現れることなども報告されており、安全量の求め方については必ずしも一致しているわけではない。ただし、その物質が偽エストロゲンの場合はEDとしての強さをエストラジオールの何分の一と計算し、暴露量は同じ強さを示すエストラジオールに換算した量(TEF)で表す方法が主に用いられている。

「どく」作用(暴露量)

環境試料や食品から「灰色」物質を含めて各種のED物質が検出されているが、それらからEDの暴露量を推定する場合、環境中のエストラジオールやその代謝産物と食品中の植物エストロゲン[16]による暴露が無視できない。

環境省や建設省が日本の河川・湖沼や海域で試料をとり、ED量を測ったところ、五〇%以上の試料で検出されたのは、合成洗剤の原料のアルキルフェノール(ノニルフェノール、オクチルフェノール)とプラスチックの原料のビスフェノールA、プラスチック可塑剤のフタル酸エステル(フタル酸ジエチルヘキシル)で、最高一〇ppb近く検出された。しかし、エストラジオールも六一%の試料で最高三五ppt検出された。また、多くの食品にppmオーダーで植物エストロゲンが含まれていることも知られている。たとえば、植物エストロゲンの日本人への暴露量は食品中の農薬残留基準値から計算した農薬の暴露量に比べて数千倍と推定されている。

リスク評価(リスク指数)

「くすり」作用や「どく」作用に未確定の値も多いが、少なくとも健康リスクについては「直ぐに対策を講じなければならない状況ではない」という見解が大勢である。

(16)「植物エストロゲン」を参照。

いずれにしても、ＥＤ作用のメカニズムに関する研究が基本的な課題であり、世界的な協力のもとに精力的に進行中である。

・**濃度：ppt**（parts per trillion），ppb（parts per billion），ppm（parts per million）

　環境関係でよく使われる濃度の単位である。これらと大きさを表す接頭語を付図４に示した。なお、濃度の場合、通常、容積あるいは重量当たりの重量で表されているが、ガス状の物質の場合は容積当たりの容積のこともあり、注意が必要である。

◆は行

・**発がん性：**Carcinogenicity

　がんをひき起こす作用で、遺伝子に傷をつける作用（イニシエーター作用・変異原性）とそれを増幅する作用（プロモーター作用）に大別される。一般に前者の発がんには閾値がなく、後者には閾値が存在するとされている。エームス試験は前者を試験する簡便法である。

・**発生・生殖毒性：**Developmental Toxicity

　胎児毒性ともいい、母体中で暴露を受けたことが原因で発生過程が影響を受け、奇形などの症状をもたらす。内分泌撹乱物質による影響もこの毒性のひとつに挙げられる。(17)

・**半数致死量：**LD_{50}（50% Lethal Does）

　急性毒性の強さを表す用量である。反応の強さは一回あるいは短期間投与して何匹の動物が死んだかということで表され、投与

濃度の単位

%	（1/100	:	コップ一杯の水に角砂糖1個を溶かした濃度）
ppm	（1/100万	:	バスタブ一杯に角砂糖1個を溶かした濃度）
ppb	（1/10億	:	50mプールに角砂糖1個を溶かした濃度）
ppt	（1／1兆	:	甲子園球場一杯の水に角砂糖1個を溶かした濃度）
ppq	（1/1000兆	:	琵琶湖に角砂糖1個を溶かした濃度）

大きさを表す接頭辞

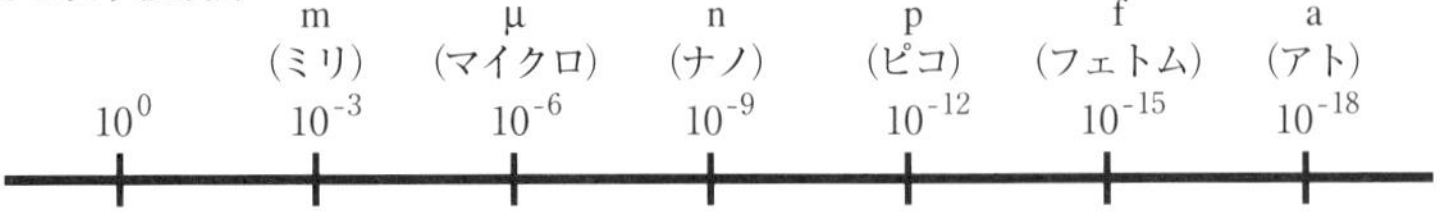

付図４　濃度の単位と大きさを表す接頭語

濃度を表す単位としては%，ppm，ppb，ppt，ppqがある．これらは通常重量あるいは容積あたりの重量（例:mg/kgあるいはm3）で表されるが，ガス状物質の場合は容積あたりの容積（例:ml/m3）のこともある．また，大きさを表す接頭辞は1000倍単位で付けられている．

量を増すにつれ、死亡する動物数が増すが、五〇％の動物を致死したときの投与量がLD_{50}である。五〇％ではなく一〇％致死量（LD_{10}）や最小致死量（LDLo）も用いられている。これらの用量は、通常、体重一キログラムあたりの重さで表される。たとえば、ラット経口で、サリンは0.55 mg/kg、シアン化カリウムは5 mg/kg、食塩は3 g/kgと報告されている。これはサリンがシアン化カリウムの約一〇倍、食塩の約五千倍急性毒性をもつことを意味する。[18]

一回投与でなく、一日とか、一週間投与での値などもLD_{50}として用いられることもある。また、この場合、影響として死を用いているが、実際には影響は死だけでなく、投与を中止してもその症状が回復しない影響（中毒）や回復する影響（薬効など）でもそれらに相当する値が求められ、半数中毒量（TD_{50}; 50%Toxic Dose）や半数有効量（ED_{50}; 50%Effective Dose）として表される。このような場合でも、投与経路（経口、吸入、皮下、静注、経皮など）の違いによって値が異なる。

一般的には、吸収効率や標的臓器への分布速度の違いにより、経皮＞経口＞吸入＞腹腔＞静注の順に値が小さくなる。すなわち、毒性や薬効が強く出ると予想される。逆に排泄速度はこの順に小さいと考えられるので、経皮では影響が長時間持続すると予想される。だから、医薬品の効果などを厳密に比較するときは投与時からの血中濃度を測定し、その血中濃度曲線下の面積（バイオアベイラビリティ）で比較することも行われている。なお、医薬品の有効量も体重当たりの重さで示されているが、わかりやすいということで用法・用量では、通常、年齢別に一日何錠と表現されている。だから、年齢が同じでもKonishikiさんの場合はたぶんほとんど効かないはずである。また、これらの用量は、体重よりも体表面積や一生涯の心拍数などの方がより相関するとする説もある。

（17）「図7　用量・反応関係」および「急性毒性」を参照。

（18）サリンもシアン化カリウムも非常に急性毒性が強いが、環境中で容易に分解されるため、環境汚染物質にはならない。

・半数致死濃度：LC_{50}（50% Lethal Concentration）

半数致死量LD_{50}と同じ意味で、急性毒性の投与量を濃度で表したものである。哺乳動物を用いた試験では飼料中の濃度や吸気中の濃度で表されるが、摂餌量や呼吸気量を乗じて体重あたりに換算することも可能である。もちろん、魚類を使った実験では飼育水中の濃度で示されることになる。たとえば、96hrLC_{50}とは九六時間飼育で半数を致死させる濃度のことである。吸入毒性の場合はガス状の物質ということになるので、暴露時間とともに吸気中の濃度ppm（グラムあるいは立方センチメートル／立方メートル）で表すことが多い。たとえば、8 hr/day × 5 days LC_{50} = 10 ppm（gあるいはcm^3/m^3）などである[19]。

・非意図的生成物：Unintentional Product

ダイオキシン（PCDD）、メチル水銀、**Trp-P2**（焼け焦げ成分）、過酸化物などのように、燃焼や光化学反応などによって生成する化学物質をいう。ダイオキシンは農薬製造時の不純物でもあり、加熱・燃焼時にも生成し、メチル水銀はアセトアルデヒド合成時の副産物である。これらは意図的に合成されるのは試薬として合成される以外はないので、非意図的生成物といわれ、今後の環境問題の対象となる物質と考えられる。

・微生物のリスクアセスメント

微生物とは

微生物はわれわれ人類の大先輩である。すなわち、一億年を一年とすると、地球は四五歳ということになるが、微生物は小学生時代に誕生したのに対し、われわれ人類は一週間前である[20]。ちなみに、キリスト誕生は一〇分前、明治維新は四八秒前ということになる。つまり、暴露経験からしても天然物質にあたる。特徴は目に見えないほど小さい生き物であることである。鏡餅に生えている青や黒の斑点はコロニーと呼ばれる微生物

(19)「濃度」および付図3を参照。

(20) 原核生物は三五億年前、ヒトは数百万年前に地球上に現れたとされている。

の集団である。一個の大きさは0.1mm程度のカビ類、1μm程度の食中毒菌などの細菌類、さらに小さい0.1mm程度の小型ウイルスやBSE（狂牛病）の原因として騒がれたプリオンであり、それぞれ虫眼鏡、光学顕微鏡、電子顕微鏡で観察できる程度の大きさである。一方、化学物質も一分子となると、普通の物質は目で見ることは未だ不可能であり、タンパク質や核酸などの一部の巨大物質のみが特殊な顕微鏡で観察可能である。化学物質と最も相違するのは、微生物は増殖、つまり自己複製してその数が増えることである。これをコントロールするには、静菌といわれる方法であり、基本的には低温あるいは高温にする方法であるが、昔から私たちは乾燥、塩漬け、砂糖漬けなどの方法を用いて食品を保存している。

微生物の最大のリスクは感染症を引き起こす作用である。したがって、病原微生物を用いる実験や遺伝子組換え実験を行う設備や施設には付図5に示したようなマークが掲げられている。

病原微生物のリスクアセスメント

人類にとってもっとも大きな健康リスク要因は微生物である。そこで、化学物質と同様のリスクアセスメントを考えてみることにする。微生物の「どく」作用は感染症を引き起こすことであることはいうまでもない。天然痘やポリオの撲滅というのは定性的なリスクアセスメントの成功例であると言えよう。「くすり」作用は抗生物質や発酵食品の製造、腸内や皮膚の常在細菌による防菌・殺菌作用などが注目されるが、最大のものは化学物質の分解による環境浄化である。

リスク指数法を適用するならば、「くすり」作用の安全量はヒトを発症させない菌数に安全係数をかけたものになろう。これには文部科学省が告示している病原体等を用いる実験指針の危険度分類（付表2）が参考になる。危険度分類はほとんど病原性のない

付図5　バイオハザードマーク
病原体あるいは遺伝子組換え体作成・使用実験中にはその設備・備品にこのマークを添付することが義務付けられている.

クラス1から重篤な疾病を起こし、人から人への感染が容易に起こり、有効な治療法や予防法がほとんどないもクラス4に分けられている。SERSのようなクラス4の患者が見つかれば完全隔離したカプセルのような病室に収容し、可能性のある環境を徹底的に消毒することになる。クラス2の食中毒菌の半数発症量[21]が大体一〇〇万個といわれているので、これにわれわれの抵抗性に基づく安全係数をかけて安全量が求まる。防御機能の弱い乳幼児や高齢者、病弱者を考えてやはり一〇〇程度を考えるべきだろう。エイズ患者の場合はさらに大きな値を考採用すべきであろう。「どく」作用の方は摂取菌量ということになる。つまり、菌数のコントロールがリスク管理の基本である。たとえば、一個の菌が三〇分に一回分裂して二個になるとすると、五時間で二〇回分裂することになるので、菌数は約一〇〇万個になり、一四時間で日本の人口を超え、一六時間で地球上の人口を超える計算になる。ただし、これは紙の上の話であり、実際上は栄養成分の供給が有限であるため、自然に増殖は止まる。おむすびが芝生の上を転がってもすぐに拾えば菌数はほとんど増えないのでリスクは低い。逆に保存料などの食品添加物無添加食品を冷蔵庫に入れていたとしても保存時間が長引くと菌数は増える。つまり、微生物管理の基本は増殖抑制である。もちろん殺菌も有効であるが、殺菌剤はいうまでもなく化学物質としてのリスクもあり、環境を滅菌することは不可能である。

付表2　微生物等の危険度分類（一部，文部科学省告示別表第2より抜粋）

クラス	内容	ウイルス	細菌・マイコプラズマ	真菌
1	微生物，きのこ類及び寄生虫のうち，哺乳類・鳥類に対する病原性がないもの（文部科学大臣指定）並びに動物・植物	アデノ（ヒト型以外）／魚ウイルス／昆虫ウイルス／植物ウイルス	レベル2＆3以外	レベル2＆3以外
2	微生物，きのこ類及び寄生虫のうち，哺乳類・鳥類に対する病原性が低いもの（文部科学大臣指定）	アデノ（ヒト型）／牛痘／コクサッキー（A,B全型）／単純ヘルペス（1,2型）／ヒトヘルペス（6-8）／おたふく風邪／インフルエンザ（A,B,C型）／はしか	セレウス菌／キャンピロバクター・ジェジュニ／ボツリヌス菌／大腸菌（病原性系統）／赤痢菌（シゲラ全菌種）／黄色ブドウ球菌／コレラ菌／破傷風菌／腸炎ビブリオ	アスペルギルス・フミガタス／カンジダ・アルビカンス／クリプトコッカス・ネオホルマンス
3	微生物，きのこ類のうち，哺乳類・鳥類に対する病原性が高く，かつ伝播性が低いもの（文部科学大臣指定）	HIV1,2／コロラドダニ熱／西ナイル熱／黄熱病	炭疽菌／サルモネラ（チフス菌）／サルモネラ（パラチフス菌A）／ペスト菌	コクシオイデス・イミチス／ヒストプラズマ・カプスラーツム
4	微生物のうち，哺乳類・鳥類に対する病原性が高く，かつ伝播性が高いもの（文部科学大臣指定）	エボラ／ラッサ熱／SERS	なし	なし

だから、一般環境では増殖抑制がもっとも有効な処置ということになる。唾液や胃液中ではリゾチーム、胃酸などにより増殖が抑制され、健康な人の場合には皮膚、口や鼻の粘膜、小腸や大腸には常在菌と呼ばれる正常な微生物がバランスよく生息し、外から入ってくる微生物の増殖を許さない[22]。環境中でも同じである。正常な常在微生物は化学物質を迅速に分解するとともに、外から進入してくる微生物を駆逐する。だから、環境をグリーンに保つことは、化学物質のリスク管理だけではなく、微生物のリスク管理でも非常に重要である。

病原性微生物のリスク管理は物理的封じ込めという手段で行われる。具体的には上述の病原性微生物の危険度分類（付表3）に応じた檻の中で微生物を取扱うものである。ここでいう檻とは微生物の物理学的封じ込めの装置や設備である。もっとも厳重なP4レベルでは完全密封系の宇宙船のような檻であり、P1レベルの檻は窓を閉めた状態の部屋である。感染性の高い感染症の患者のいる病室は微生物の生存・侵入はもちろん排出も厳しく制限した環境にすべきである。このため病室は吸気だけではなく排気もフィルターでろ過し、浄化を行っている。もちろん排水や使用した敷布や医療器具等も滅菌・消毒されたのち病室から持ち出されるのが原則である[23]。また、P2以上の病原微生物や遺伝子組換え実験を行う檻は安全キャビネットと呼ばれるものであり、内部が陰圧になっている。一方、抵抗力の落ちた患者さんやクラス1に該当する微生物実験にはクリーンルームやクリンーンベンチと呼ばれる施設や設備が使われている。これらは外見的に安全キャビネットに類似しているが、特別なものを除き、内部が陽圧になっている。そのため、外部からの微生物の混入を防止する目的には非常に有効であるが、病原微生物や遺伝子組換え微生物の管理には有害無益であるので注意が必要である。

以上は微生物管理の物理的な手段である。しかし、食品加工工場の微生物管理を考えて

（21）化学物質のLD50に相当。

（22）抗生物質の投与などで、腸内細菌のバランスが狂ったときには、少数な菌が増殖し、発症するので、日和見感染症と呼ばれている。

（23）危険度の低い場合は適当な容器に入れて持ち出されるが、このソフトの不備が院内感染症の主な原因である。

みると、洗浄装置、滅菌装置、クリーンルームなどのハードも重要であるが、もっと重要なのは、化学物質の管理と同様、関わる人間のソフト（知識と意識）である。すなわち、原料や製品の品質検査、各装置の操作・保守点検、健康管理などが不十分ならば、微生物のリスク管理も失敗に終わる。

遺伝子組換え微生物のリスクアセスメント

微生物は人類よりも先に地球上に誕生した生物であり、化学物質で言う天然物質に相当する。人工物質は遺伝子組換え微生物といえるかもしれない。一九七二年に組換え実験のリスクに気付いた世界中の科学者が米国のアシロマーに集まり、その自主管理の重要性を確認した。アシロマー宣言といわれているものである。それ以来、世界各国で遺伝子組換え実験の自主規制ガイドラインが作られ、それを守ることでリスク管理を行ってきた。わが国でも、一九七九年に文部省・農林省・科学技術庁・通産省（当時）からガイドラインが示されていたが、二〇〇四年にガダルヘルナ議定書の批准に伴い、法規制が始まった。基本的な内容は自主規制ガイドラインと同じである。まず管理方法として、物理的封じ込めと生物的封じ込めの二種類の方法がとられている。前者は、用いるＤＮＡの由来や宿主・ベクター系のリスクに応じて四種類の規格の檻に閉じ込めて環境中に逃げ出さないようにして実験するというものであり、病原性微生物のリスク管理に使用する檻と共通である。後者は、たとえば紫外線感受性[24]や胆汁酸感受性[25]や特異成分要求性[26]などを持たせた微生物は環境での生存性も感染性も非常に低く、安全性が高いとして前者の物理的封じ込めレベルを一段階下げても実験できるとするものである。付表３に認定された宿主ベクター系を示した。このような二種類の封じ込めにより遺伝子組換え微生物の管理が行わ

付表３　生物学的封じ込めレベル：認定宿主・ベクター系
（一部，文部科学省告示指針別表1より抜粋）

B１　レベル	
EK1	（*Escherichia coli* K12株・誘導体）-（プラスミド，ファージ）
SC1	（*Saccharomyces cerevisiae*）-（プラスミド，ミニクロムソーム・誘導体）
BS1	（*Bacillus subtilis* Marburg 168誘導体/nutr-/spo-）-（プラスミド，ファージ）
その他	*Thermus* 属細菌（*T.thermophilus,T.agnatics,T.fluvus,* etc.）-（プラスミド・誘導体）
	Rhizobium 属細菌（*R.radiobactor*（*Agrobacterium tumefaciens* より名称変更），*R.rhizogenes*）-（RK2系プラスミド）
	（*Pichia pastoris*）-（プラスミド）
	（*Schizosaccharomyces pombe*）-（プラスミド）

B2　レベル（特定認定宿主ベクター系）	
EK2	（*E. coli* χ 1776）-（pSC101, pMB9, pBR313, pBR322, pBR325, pBR327etc.）
	（*E. coli* DP50supF）-（λ gtlWES λ B, λ gtALO λ B, Charon21A）
	（*E. coli* K12）-（λ gtZvir λ B）
	（*E. coli* DP50）-（Charon3A, Charon4A, Charon16A, etc.）

れている。意図的に生物兵器を作成するという場合は論外であるが、一般的には組み換え体だから健康リスクに関してリスクは高いとは言えない。健康リスクに関しては、宿主微生物と同等であり、健康リスクに関しては、病原微生物と同様のリスク管理が必要である。新型インフルエンザやSERSと呼ばれたウイルスは人工的ではなく、自然に起こったに遺伝子組み換え微生物であるといえる。したがって、組み換え実験を行う人の知識と意識が重要となる。

一方、環境リスクに関しては十分な知識（経験）があるとは言えず、定量的リスクアセスメントをできない状況にあると私は考えている。遺伝子組換え食品（植物）も同様に、健康リスクに関しては基本的には非組換え食品と差はないが、環境リスクに関しては知識・経験が不足していると思う。特に開放系用途の遺伝子組換え体については「安全」以上に「安心」を十分確保するのは非常に困難な状態であることも認識すべきであろう。これらの定量的なリスクアセスメントに関する今後の研究成果に期待したい。

・分解性試験
　化学物質の環境動態に深く関与する性状として微生物による分解性と魚類への蓄積性があるが、前者を試験する方法である。生分解（一一頁）参照。わが国の化審法では微生物源として順化した活性汚泥を用い、分解度をBOD（生物学的酸素要求量）で測定する方法が化審法では採用されている。OECDのテストガイドラインとしてこの方法以外にもいくつか採用されているが、微生物源として順化せずに用いるとか、試験物質濃度が異なるなどが相違するが、基本的には化審法のBODの代わりにDOを用いるとか、試験物質濃度が異なるなどが相違するが、基本的には化審法の分解度試験と同様である。

・変異原性：Mutagenecity
　遺伝子に突然変異をひき起こすような毒性である。必ずしも発がん性や催奇形性と一致

（24）日光に当たると死滅する性質。

（25）動物の消化管に入ると死滅する性質。

（26）特別な成分、たとえば微生物の細胞壁に特異的に存在するアミノ酸、ジアミノピメリン酸が無いと増殖できない性質。

するとは限らないが、それらと密接に関連する毒性であり、簡便に検出する試験（エームス試験など）があることから、とくに発がん性との関連性において重要視されている。

・ポリ塩化ビフェニール：ＰＣＢ（Polychlorinated Biphenyl）の略称。

塩素が一～五個ついたベンゼン環が二個手をつないだ構造をもつ（付図1）。この塩素の数と位置により、液体から固体までの形をとり、いろいろな物理化学的性質をもった二六五種類の異性体がある。このうち、立体構造をみたとき、二つのベンゼン環が同一平面上になるようなＰＣＢはコプラナーＰＣＢ（Co-PCB）と呼ばれ、強い毒性をもつので、ダイオキシン類のひとつに数えられる。TEFが〇・〇〇一以上のものは二種類であるが、使用量が圧倒的に多く、難分解性であることから、現在環境中に存在するダイオキシン類をTEQで表したときでもCo-PCBの占める割合がもっとも大きい。また、PCBはPCDDやPCDFとは異なり、ごみ焼却などによって生成されることはないが、焼却や加熱処理によりPCDDやPCDFに変換される。

ＰＣＢは不燃性や絶縁性が高く、トランスなどの絶縁油や感圧複写紙などに広く使われた。東海道新幹線はＰＣＢを絶縁油として使ったので、小型化と軽量化ができ、完成したといわれている。一九六八年の油症事件で、皮膚毒性などがわかり、七二年に製造中止になった。国内で使用された約五万四千トンのうち、八七年から八九年に五千五百トン焼却処分された。しかし、その当時トランスなど閉鎖系で使用されていたものは耐用年数が来るまで使用しても良いとされたので、かなり大量のものが保管されている。最近保管状況の悪化が指摘され、最近のコプラナーＰＣＢによる環境汚染は廃棄トランスも原因になっている可能性もあり、全国数箇所でその処分が検討されている。

・ポリ塩化ジベンゾ-パラ-ジオキシン（狭義：ダイオキシン）：ＰＣＤＤ（Polychlorinated dibenzo-*p*-dioxin)

狭義のダイオキシンである。「ジ」は二つを意味する接頭辞で、英語ではダイと発音されるので、ジオキシンよりはダイオキシンが一般名として流通している。付図1のような構造をもっており、ＰＣＢと同様、塩素の数と位置の違いにより六五種類の異性体がある。そのうち、もっとも毒性の高い物質は付図2に示したような構造をもつ2,3,7,8–四塩化ダイオキシン（2,3,7,8 – T_4CDD）で、ＴＥＦが〇・〇〇一以上のものは、これを含めて六種類あり、高い催奇形性や発がん性をもっている。この物質は、米国がベトナム戦争で用いた枯草剤に不純物として含まれていたことが知られているが、都市ごみの焼却炉で生成することが問題となっている。ただし、現在の土壌中に残留しているＰＣＤＤの由来は、過去に使用された農薬中に不純物として含まれていたものが大きいと推察されている。

・ポリ塩化ジベンゾフラン（ベンゾフラン）**：**ＰＣＤＦ（Polychlorinated dibenzofran）

ダイオキシン類のひとつである。ポリ塩化ジベンゾフランのことで、付図2のような構造をもっており、ＰＣＢと同様、塩素の数と位置の違いにより六五種類のＰＣＤＦがある。そのうち、もっとも毒性の高い物質は付図2に示した構造をもつ四塩化ジベンゾフラン（2,3,7,8 – T_4CDF）で、ダイオキシン（2,3,7,8 – T_4CDD）の一〇分の一の強さの毒性をもつ。ＴＥＦが〇・〇〇一以上のものはこれを含めて十数種類ある。ＰＣＤＦは、米ぬか油事件の原因物質であり、米ぬか油を精製するさい、熱媒体として使われていたＰＣＢが熱により変化して生じたと推定されている。なお、ダイオキシンと同様に、都市ごみの焼却炉で生成することも知られており、ダイオキシン問題となっている。

◆ま行

・慢性毒性（**長期毒性**）**：**Chronic Toxicity

通常、一生涯投与の一般毒性であるが、広義には発がん性などの特殊毒性も含めることがある。この毒性の強さは無影響量（ＮＯＥＬ）や最小影響量（ＬＯＥＬ）で示される。

・**水俣病：**Minamata Disease

昭和二十八年ごろから熊本県水俣湾周辺で発生した有機水銀中毒。アセトアルデヒド合成過程で生じたメチル水銀が原因物質で、それが水俣湾に放出され、魚介類に蓄積し、それを食べた人たちに起こった。主症状は中枢神経障害で、四肢の感覚障害、運動失調などであり、認定患者は二一〇〇人を超えた。さらに悲惨であったのは、胎盤透過性から胎児性水俣病が発生したことである。その後、第二水俣病が新潟でも発生した。

・**無悪影響量（最大無毒作用量）：**ＮＯＡＥＬ（No Observed Adverse Effect Level）

通常はＮＯＥＬと同じ。つまり、その最小影響量（ＬＯＥＬ）における影響が物質に依存する「どく」作用の場合に用いる。つまり、最小悪影響量（ＬＯＡＥＬ）より一段階低い用量となる。

・**無影響量（最大無作用量）：**ＮＯＥＬ（No Observed Effect Level）

その化学物質による影響が観察できない最大の用量。作用に対する閾値ともいえる。

◆や行

・**油症：**Yusho

一九六八年、西日本を中心に米ぬか油を摂取した人に皮膚の黒変やニキビ状の発疹、爪の変色や変形、手足のしびれなどがみられ、米ぬか油事件（カネミ油症事件）が発生し、一八〇〇人以上の人が患者として認定された。原因は当初米ぬか油に混入したＰＣＢとされたが、現在ではＰＣＢの加熱により生じたベンゾフラン（ＰＣＤＦ）が真の原因物質であることがわかっている。

西原　力（にしはら　つとむ）

1941年　和歌山県に生まれる

1970年　大阪大学大学院薬学研究科修了

薬学博士

現　在　大阪大学大学院薬学研究科教授

研究テーマ　内分泌撹乱物質の作用機構とリスク評価、化学物質の環境動態、構造活性相関

キーワード　内分泌撹乱物質、ホルモンレセプター、リスクアセスメント、環境動態、構造活性相関

所属学会　Society of Environmental Toxicology and Chemistry、日本薬学会、日本化学会、日本生化学会、日本防菌防黴学会、内分泌撹乱化学物質学会

主　著　（共著）『新ウェルネス栄養学』（西原編、大阪大学出版会、2003年）

（共著）『安全の百科』（田村監修、丸善、2002年）

（共著）『科学技術と人間のかかわりⅡ』（宮西・畑田編、大阪大学出版会、2001年）

（共著）『内分泌撹乱化学物質の生物試験研究法』（井上監修、シュプリンガー・フェアラーク東京、2000年）

大阪大学新世紀セミナー［ISBN4-87259-100-3］

環境と化学物質

2001年8月20日　初版第1刷発行　［検印廃止］

2005年3月18日　初版第2刷発行

編　集　大阪大学創立70周年記念出版実行委員会

著　者　西原　力

発行所　大阪大学出版会

代表者　松岡　博

〒565-0871　吹田市山田丘1-1　阪大事務局内

電話・FAX　06-6877-1614（直）

組　版　㈱桜風舎

印刷・製本所　㈱太洋社

ISBN4-87259-114-3

「大阪大学新世紀セミナー」刊行にあたって

健康で快適な生活、ひいては人類の究極の幸福の実現に、科学と技術の進歩が必ず役立つのだという信念のもとに、ひたすらにそれが求められてきた二十世紀であった。しかしその終盤近くになって、問題は必ずしもさほど単純ではないことも認識されてきた。生命科学の大きな進歩で浮かび上がってきた新たな倫理問題、環境問題、世界的な貧富の差の拡大、さらには宗教間、人種間の軋轢の増大のような人類にとっての大きな問題は、いずれも物質文明の急激な発達に伴う不均衡に大きく関係している。

一九三一年に創立された大阪大学は、まさにこの科学文明の発達の真っ只中にあって、それを支える重要な成果を挙げてきた。そして、いま新しい世紀に入る二〇〇一年、創立七十周年を迎えるにあたって企画したのが、この「新世紀セミナー」の刊行である。大阪大学で行われている話題性豊かな最先端の研究を、学生諸君や一般社会人、さらに異なる分野の研究者などを対象として、できるだけわかり易くと心がけて解説したものである。

これからの時代は、個々の分野の進歩を追求する専門性とともに一層幅広い視野をもつことが研究者に求められ、自然科学と社会科学、人文科学の連携が必須となるだろう。細分化から総合化、複合化に向かう時代である。また、得られた科学的成果を社会にわかりやすく伝える努力が重要になり、社会の側もそれに対する批判の目をもつ一方で、理解と必要な支持を与えることが求められる。本セミナーの一冊一冊が、このような時代の要請に応えて、新世紀を迎える人類の未来に少しでも役立つことを願ってやまない。

大阪大学創立七十周年記念出版実行委員会